財團法人
台灣癌症基金會 編著

轉念，愛飛翔

《抗癌鬥士故事系列9》

10位 抗癌鬥士擁抱世界的力量

面對生命的困頓危厄
唯有勇敢迎風展翼
專家學者織連的翅膀
將帶領我們自在飛翔

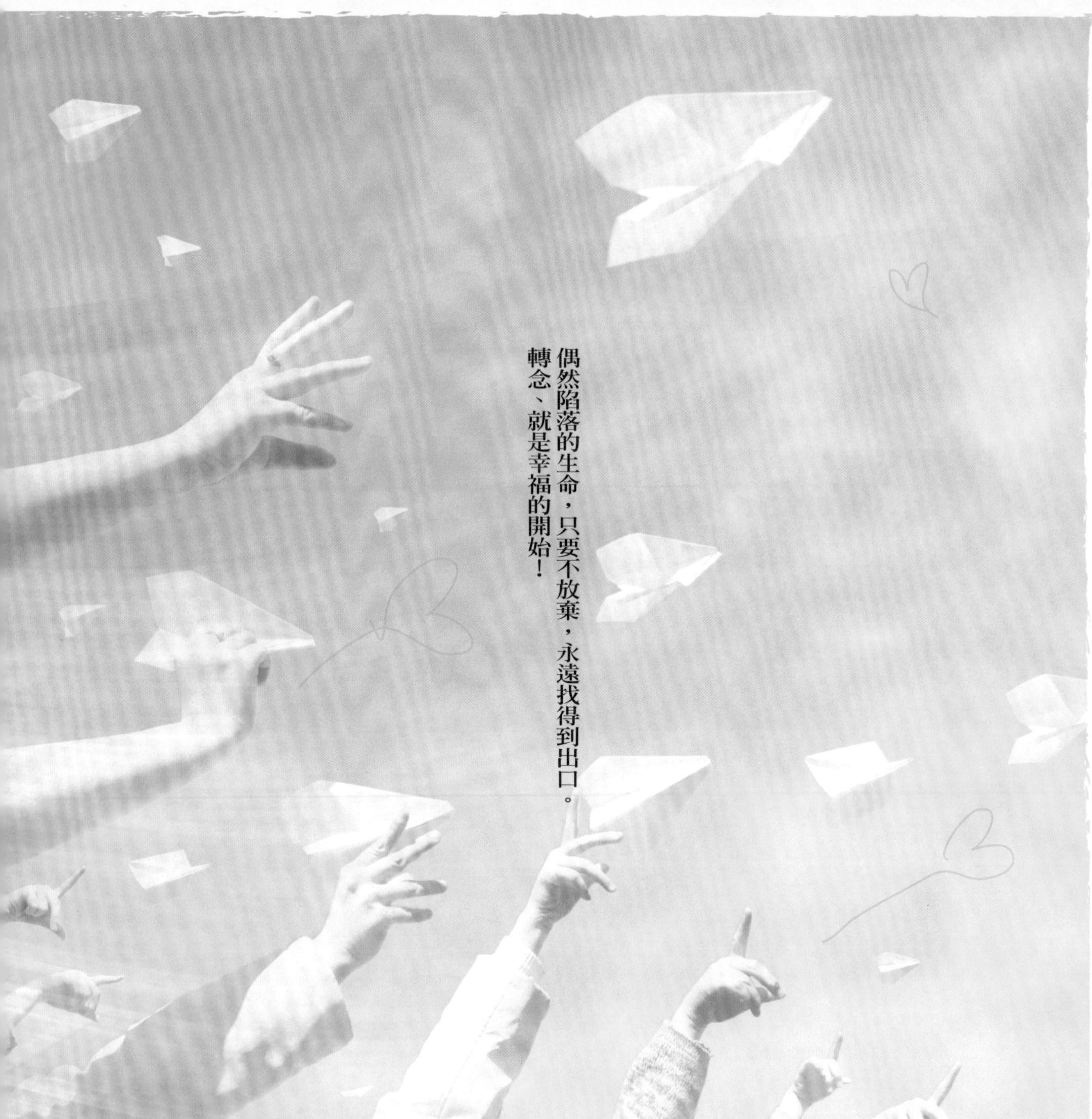
偶然陷落的生命，只要不放棄，永遠找得到出口。
轉念、就是幸福的開始！

「抗癌鬥士」獎座意涵

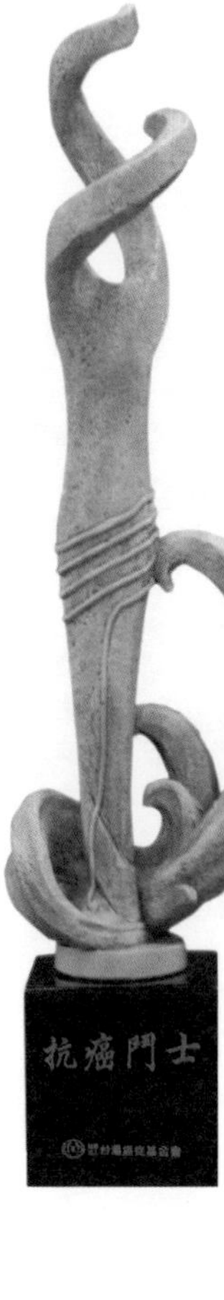

台灣癌症基金會為表達對抗癌鬥士與癌奮戰精神的最高敬意，特請藝術家設計出極富意義且兼具藝術意涵的獎座。

一、主體造型

為聳立於波濤洶湧海浪之中挺拔人像，象徵著癌友堅韌生命力，即使在驚濤駭浪中，仍不畏艱難，昂然挺立，不被擊倒。

軀幹纏繞的繩索，寓意著曾被疾病綑綁的身軀，或許曾被病魔所困，卻能與癌和平共處，進而化為點綴生命的註記。

主體造型頂部為舞動的雙臂，壯碩而有力，猶如與病魔的搏鬥操之在己，奮力掙脫出癌病的捆綁，舞出最美麗與自信的人生，再度成為自己生命的主人。

二、材質意涵

堅若磐石的材質，象徵堅毅與永恆，猶如抗癌鬥士堅忍不拔與永不放棄的精神。米白素色，象徵重新的生命，任由每位抗癌鬥士自由揮灑，做自己生命的彩繪家。

目次

專家篇　找出癌疲憊成因，消弭癌因性疲憊症

序

發掘生命中值得珍惜的美好

隨著醫療技術的進步，癌症已不再是不治之症。今年獲選的抗癌鬥士，其中幾位發現時雖然已是晚期，但面對癌症的考驗，他們立即以積極的態度配合醫囑、接受治療，並抱以正向的抗癌信念，加上親友陪伴與鼓勵，讓他們在這場戰役中獲得最後勝利。藉此也鼓勵正在與癌奮戰的朋友們，您絕對有機會和這群抗癌鬥士一樣，為自己再次開創新人生。

在閱讀獲選的抗癌鬥士故事時，讓金平聯想起一句話「人生不如意十之八九」，表示生活中不合心意的事經常會發生，也意謂隨時會面臨不同的挑戰與考驗。可能在如常的下一秒，出現了試煉；在某一轉彎處，遇見某個人；在順遂的人生中，碰上了新挑戰……。因此，我們永遠無法預知未來會有「好事發生」還是「無常報到」，只能以隨順因緣的平常心，來面對接下來會發生的「驚喜」或「驚恐」。

今年十位抗癌鬥士最大的共通點，就是當「癌症」來報到時，允許自己的驚恐，在整理情緒之後，把這份不如意視為人生的考題，將癌症當作測試身心靈應變的能力，學習「轉念」，為自己的人生劇本寫下想要的結局。甚至還將這份經歷化為養份，期許自己能像種子一樣，種下愛的關懷，等待發芽茁壯後，有能力可以擋風遮雨，成為癌友邁向康復之路的標竿，並自此開枝散葉，一起從受助者成為助人者，讓這份生命熱力傳承下去。

轉念，是一件不容易的事，但轉念之後，更能感受美好的事。遇到不如意的事，或許使人氣餒，對於未來前景感到黯淡無光，但若換個角度思考，會發現原來負面的字義，也能變為激勵向上的正能量，選擇用美麗的心情，為生命重新妝點色彩。

這群抗癌鬥士扭轉了看似不如意的結果，再次為自己的人生劇本改寫出新的篇章。期待藉由本書之名《轉念，愛飛翔——10位抗癌鬥士擁抱世界的力量》，一起去發掘生命中值得珍惜的美好。此外本書對於癌友接受治療時，容易發生的「癌因性疲憊症」進行主題編撰，幫助癌友找出癌疲憊原因，透過藥物與非藥物治療方式，減緩癌疲憊問題，一起戰勝癌症。

財團法人台灣癌症基金會　董事長

王金平

王金平

編前語

轉念，將癌症當作改變的契機

時光荏苒，又到了出版抗癌鬥士專書的時候！抗癌鬥士的徵選是台灣癌症基金會的年度大事，然而每一年的徵選工作對所有的評審委員和基金會的夥伴們，卻是最天人交戰的時刻，因為每一位癌友艱辛的抗癌過程，都有著憾動人心的力量，都是值得推崇與稱頌的抗癌故事。但因名額有限，遺珠之憾在所難免，我也要特別藉這個機會向所有參加徵選的癌友們致上最誠摯的敬意，因為每一位都是實至名歸的抗癌鬥士。

由於醫療科技的高度發展，癌症的診斷與治療均有長足的進步，加上政府這幾年提供大規模的免費四癌篩檢，讓一些癌症可以更早期地被診斷，不僅預後極佳，有些甚至是可以治癒的。目前在台灣就有五十多萬的癌症病友，相信未來癌症將可望成為一種慢性疾病，癌友們需要學習的是身心靈康復所需的各項知能，學會如何與癌共存，做好癌後的自主健康管理，以提昇生活品質並降低再發機率。

多年來的抗癌鬥士徵選，發現抗癌成功者的確具備了某些共同的特質，就是在癌症帶來的強大身心衝擊中，很快地調適了從否認、憤怒、討價還價、沮喪到接受的心情轉折過程，以積極、正面的心態完成應有的療程，將癌症當作是一種改變的契機，審視過去的生活型態，採取高纖低脂、多蔬果、少紅肉的飲食型態，從事規律運動，生活作息正常化，學會適時地紓解情緒壓力，參與病友團體傳遞愛與關懷，在心情、觀念及生活方式上都做了具體的改變，加上有完善的家庭支持系統，終於能穿越生命的困境，淬鍊出更精彩的癌後人生！

和往年一樣，每年的抗癌鬥士專書都會針對癌友及家屬關心的議題，邀請專家學者提供建議及解決之道，過去被視為理所當然的「癌因性疲憊症」，這幾年隨著醫界對它有更清楚的瞭解，要特別提醒癌友及家屬正視這個在療程中比噁心、嘔吐更困擾癌症病患的問題，甚至在療程結束後仍然會持續的疲憊現象，本書附錄中除了提供問卷幫助癌症病患瞭解自己是否為癌疲憊的一員，並且提出目前已有共識的藥物及非藥物治療（包括運動、營養、按摩、睡眠、省力原則等）的照護建議，讓癌症病患及家屬掌握提升生活品質的致勝關鍵，不再為癌疲憊所擾。

今年的抗癌鬥士故事集，以「轉念，愛飛翔」為名，期盼所有正在與癌症奮戰的病友或是正遭逢生命困境的朋友，轉個念將危機視為改變的契機，相信一定可以重獲擁抱美好人生的能量，再次展翼自在飛翔！

台灣癌症基金會 執行長
台北市立萬芳醫院 研究副院長
賴基銘

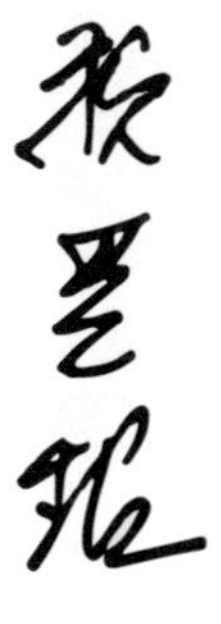

〔鬥士篇〕

10位抗癌鬥士的生命故事

面臨漫長艱辛的治療之路，抗癌勇士們一一勇敢克服，從淚光中湧現的愛與信念，向我們揭示人生不敗的真理：轉念，是幸福的起點！

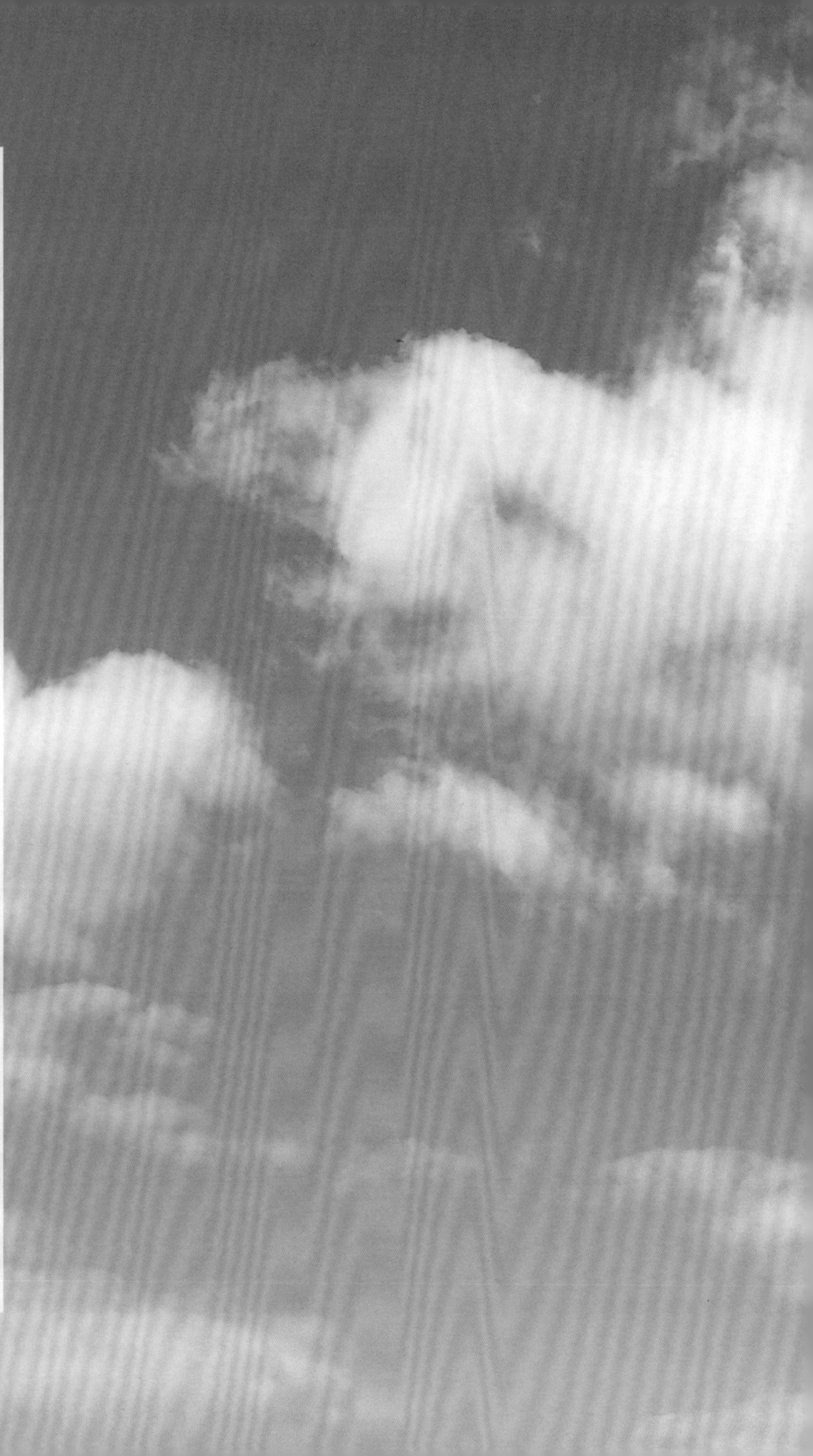

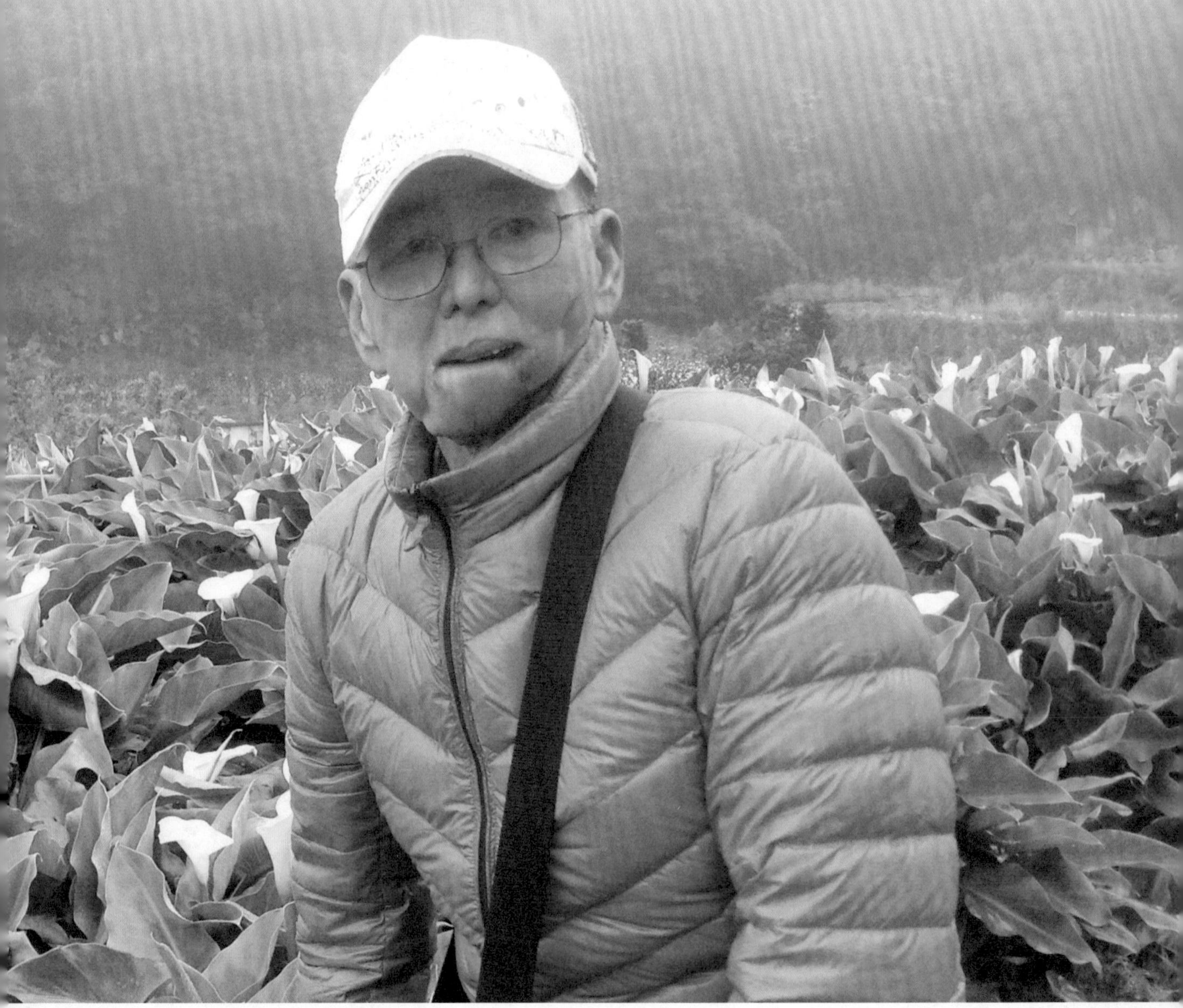

01

擁抱陽光的計程車手／蔡振陸

用最積極的態度，愛身旁的人。

齒齦惡性腫瘤 第四期
診斷時間：101年8月

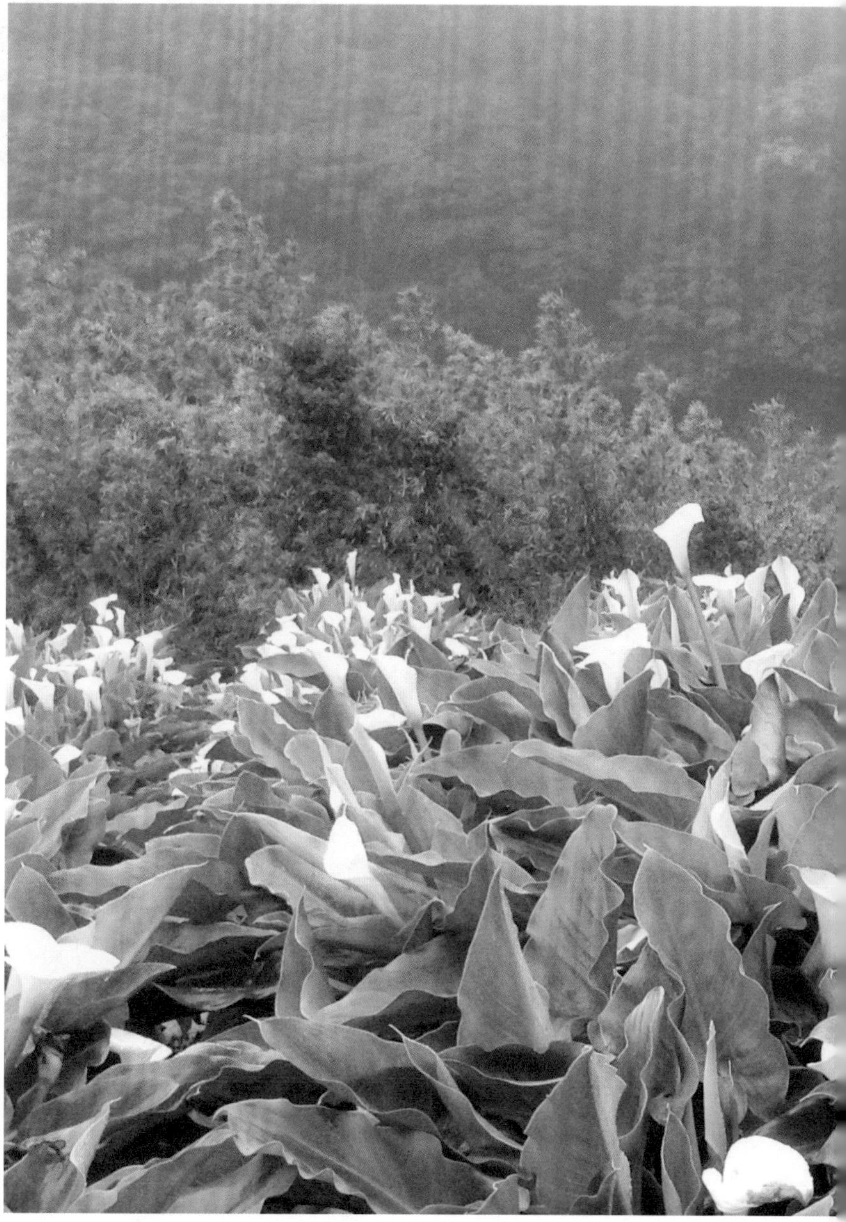

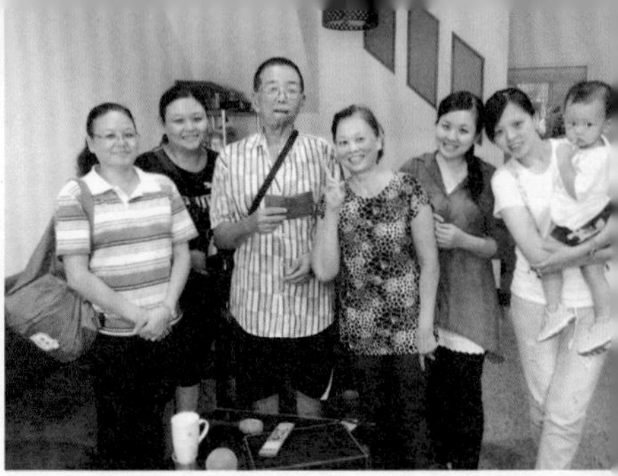

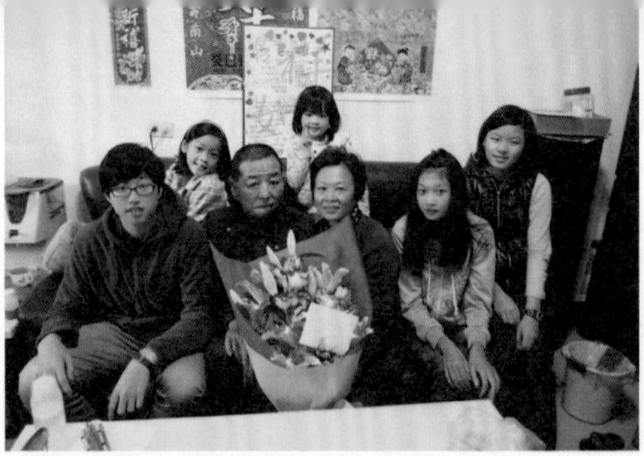

直到很久以後，我才明白自己是在哪裡、做了什麼事，將最重要的東西給搞丟了……。

逐漸偏失的軌道

「司機，桃園機場，謝謝。這麼大風雨也出來開車，真拚呢！」

「沒有啦，在家也沒事做啊。」

送走了在颱風天趕回軍營的小夥子，我駛到巷口超商買了一包菸，在簷廊下抽了起來。呼出的白菸融入眼前的薄霧中。

「家裡的人啊，應該還在蒙頭大睡吧？」放任思緒到處竄，在陽光露臉之前，到車上睡一下！

早期我開著計程車走南闖北，為了生活，經常超時工作，繞著中壢夜市與台北市區的霓虹燈旋轉，駛向桃園機場與偏僻郊區的邊沿之地。看著道路燈光亮了又滅，而我的疲憊也日漸加劇，由於作息十分不正常，只能藉著香菸、檳榔、提神飲料來振奮精神；下了班，習慣喝些小酒後再休息。太太對此頗有微詞，總是在耳邊念叨著：「知道嗎？檳榔吃多了，嘴巴會爛掉喔！」

但我總是不當一回事：「安啦，安啦，死不了的。好了，我要出門了！」

生活崩壞的預兆

「啊！痛痛痛！欸，牙刷要換了。」「那是昨天買的呢，就叫你不要吃檳榔，知道痛了吧？」

4 3 | 2 1

1、2、3、珍惜與家人的相聚時光。
4、親自下廚包水餃讓孩子品嚐。

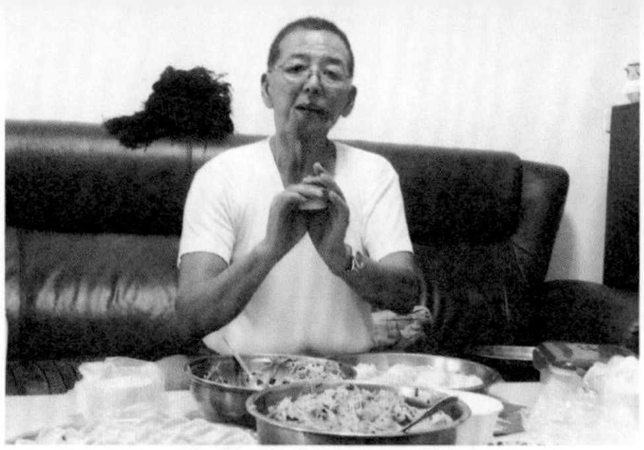

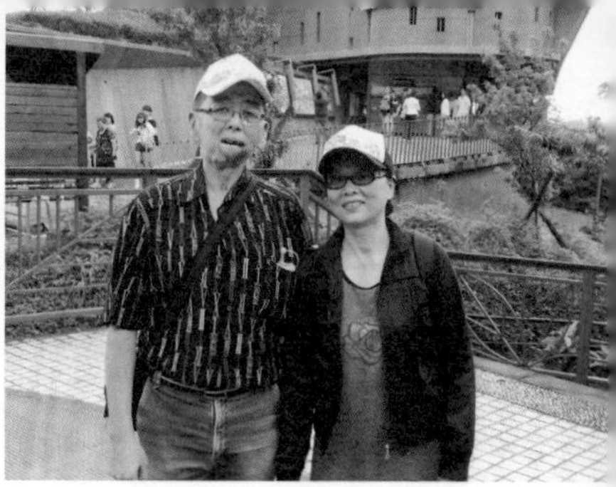

用粗厚的手掌摸著未乾的鬍渣，看著鏡中的自己，由於檳榔纖維長期的刺激、摩擦，口腔黏膜被嚴重破壞，嘴巴裡也長出白斑，有潰爛的感覺，最近感覺乘客明顯減少，自己也感到越來越沒自信了……。

執拗的我，直到嘴巴無法張開，才斷然把生活中的壞習慣戒除掉。但在七、八年後，臉頰兩側突然冒出一顆很硬的痘痘，發現時心裡略隱隱不安，當家人說笑的問是不是重返到青春期的時候，我還是用輕鬆的態度回應著。

但是內心害怕就醫的心情越來越強烈，總是找理由逃避著，經過幾個月，那顆「痘痘」不僅變大了，還持續地增長中……。

之後的日子裡，我開始會迴避有鏡子的地方，心知身體是真的發生問題了，也感到有些無措。在家人極力勸說下，我終於勉強的面對，拖著沉重的步伐，來到了長庚醫院，等待接受審判。

此時，不知不覺間，噩夢悄然壟罩著我，以及我最親愛的家人們。

無法置信的眞相

白色大理石映照著我低落的表情，坐在冰冷的鐵椅上，雙手摀住臉，回想著剛剛診察的狀況……。

穿上只有在電視上會看到的病人服，跟著護士小姐做切片檢查，不安的在椅子上等待眼前的關鍵判決。

醫師看著剛出爐的檢查報告，眉頭深鎖著，他先是問我的生活作息，以及「痘痘」的始末，最終以低沉的口吻告訴我：「先生，很遺憾地要告訴你，經過檢查結果，確定你現在是齒齦惡性腫瘤第四期。」

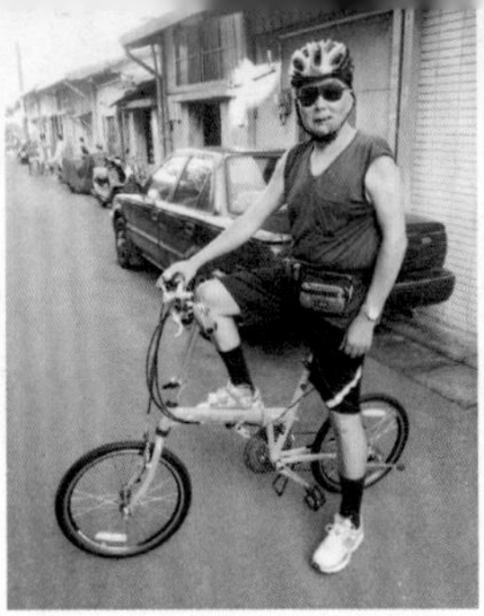

4 2 1
3

1、3、4、坦然接受自我，昂首闊步，走出戶外。
2、參觀新埔柿子工廠。

當下彷彿一道大雷從天而落，震撼力道令人萬念俱灰。

「這是什麼意思？醫生，我聽不懂，你是說我要死了嗎？」我僵直了身軀，放在膝頭的雙手不住地顫抖，腦子裡一片空白。一回首，驚詫的神色在家人臉上一一浮現，我才認清，這不是玩笑話。

「她」是我此生最棒的禮物

縱使陽光再強烈，我彷彿被癌症隱身了，像沒有表情的影子般活著。從未有過的失落鬱悶感縈繞我心頭，黑暗中聽著時鐘緩慢爬行，像是生命倒數的腳步聲。

直到有天晚餐過後，太太與女兒們不知從哪抱來一大疊相關病症的資料檔案，擺在桌上對我說：「我們查過近年來許多的資料與新聞，癌症第四期也是可以醫好的，所以你要對自己有信心，抬起頭，讓我們一起面對、一起前進好不好？」

看著眼前這一個個視死如歸的表情，我咧開了嘴，決心勇敢面對未來的挑戰，畢竟有了這麼堅強的後盾，還有什麼難關過不去呢？在太太陪伴下，我辦妥了住院手續，開始一連串的術前檢查：抽血、X光、超音波、斷層掃描、正子攝影……。拿著病號單東奔西跑。

終於，檢查告一段落，拖著疲憊不堪的身子，躺在病床上，看著窗外黑幕已然降下，左手突然被緊緊一握。轉頭一看，太太用快哭出來的表情，跟我說著不著邊際的話：「好像要轉涼了呢，不知道明天天氣怎麼樣？」

我看著她，不言語，只有一聲嘆氣。兩人靜默著，想在空氣中找到答案。在此刻，有什麼比珍惜共處的時光來得重要呢？

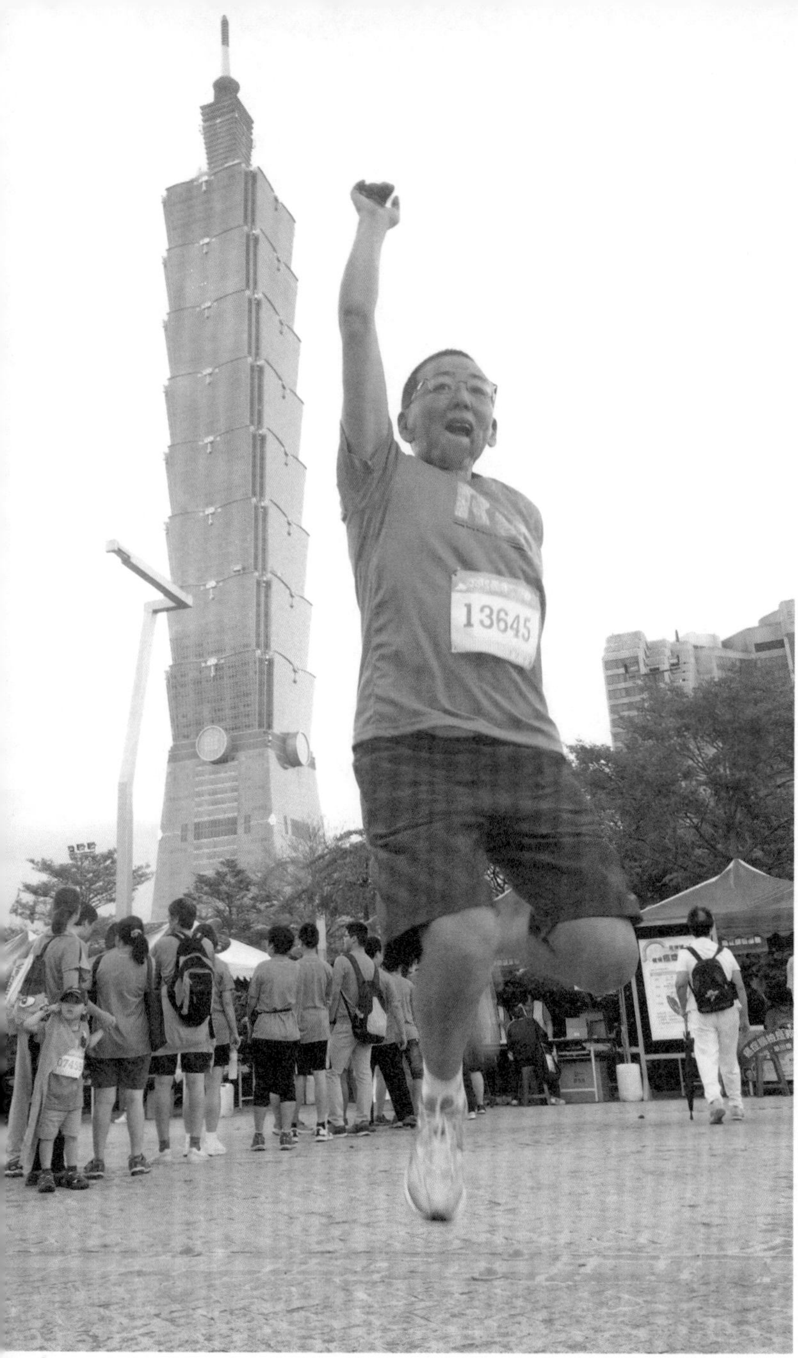
13645

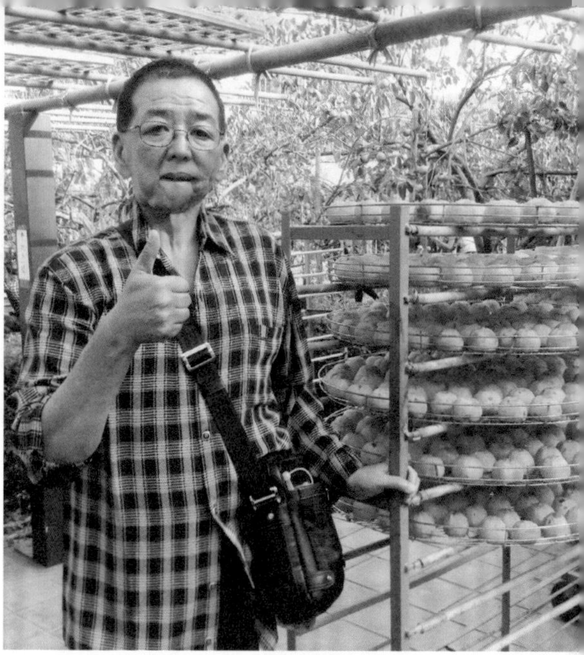

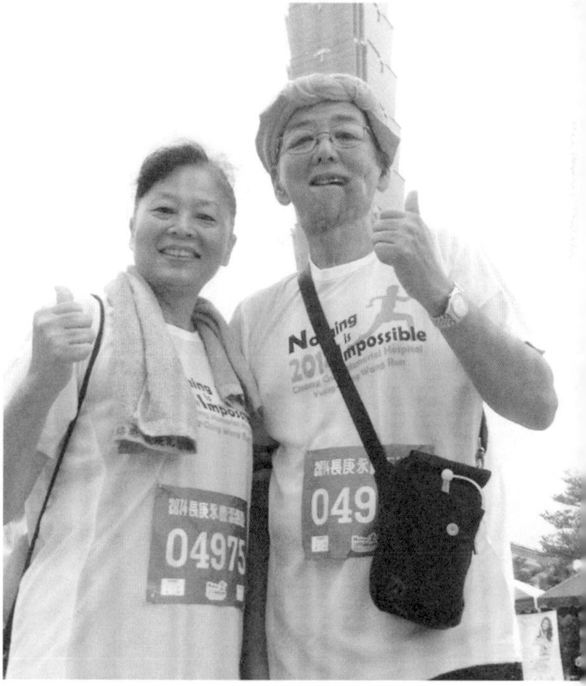
04975

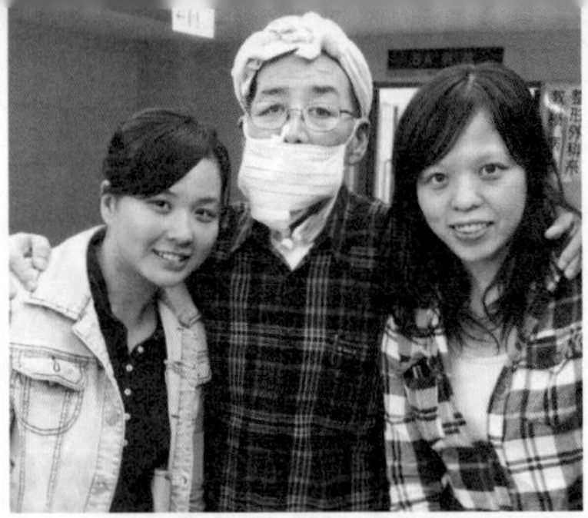
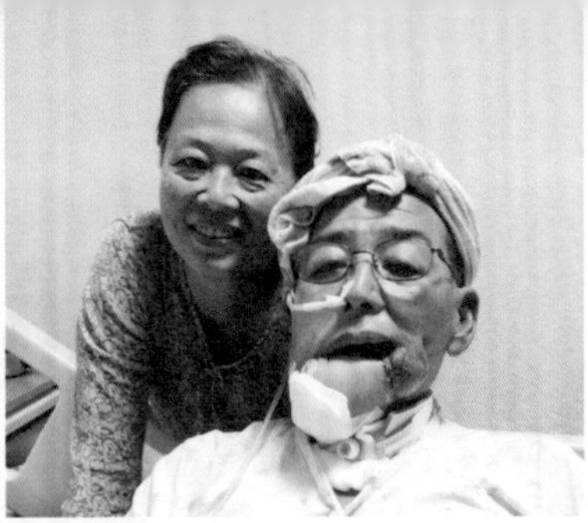
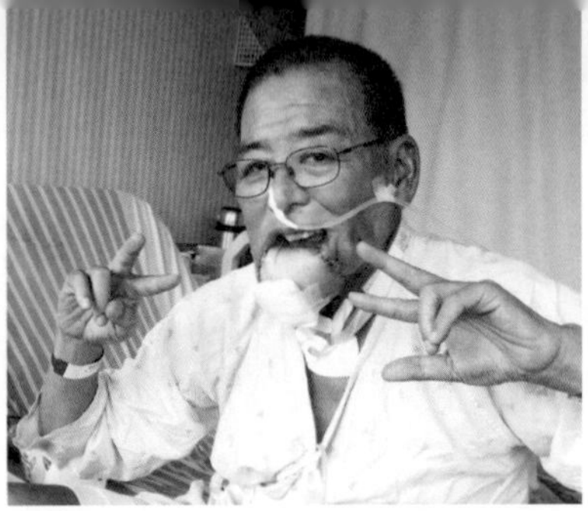

隔日清晨，排定第一台刀做手術，要從大腿取約三十公分的皮瓣，來補在切除的口腔部位。在太太鼓勵的眼神中，我被推進手術房，經歷十幾個小時的戰鬥。當再次睜開眼，又是午夜時分，星光眨著眼，一同與我聽著太太綿綿的話語。

手術是成功的，當她緊張的心情一消散，話也多了起來，又變回原來愛嘮叨的模樣，並說著在手術房外漫長的等待過程中，每當聽到廣播：「某某家屬，請至開刀房護理站」時，心都快蹦了出來。

在加護病房觀察一周後，轉至普通病房，經過護理師的指導，太太開始學習如何照料我，從消毒傷口、換藥、管灌飲食到口腔衛生清潔，一絲不苟的認真著，我看在眼裡，無限感動在心裡。

由於氣切的關係，我無法言語，只能靠手寫的方式與家人溝通、傳達訊息，太太不離不棄、任勞任怨細心的照料，以醫院為家，渡過了一個多月，即使臉頰逐漸地消瘦，也沒喊過一句累。在我抱怨的時候，總是用無比認真的語氣說：「你一定會好起來的！」每次總被太太嚴肅的眼神震懾不已，只能摸摸鼻子，堅持下去。

除了一般的治療外，最痛苦的就是使人聞之色變的「放射性治療」，也就是俗稱的「電療」，療程共三十三次，過程十分辛苦的，療程進行到一半的時候，副作用開始產生，掉髮、嘴破、口腔潰爛、味覺也改變了，常常食不下嚥、感覺噁心想吐，因此體重不斷下降。

醫生對我嚴重告誡，如果再不增重，就必須插上鼻胃管強迫灌食。那畫面光是想像就痛苦萬分，因此儘管含著淚水，也強逼著自己，將食物一口一口往嘴裡送，想盡辦法吞進肚子裡，整個治療結束後，我瘦了將近十公斤。

雖然尚未脫離苦難，但幸運的是，我還能牽著同一雙溫暖的手走出

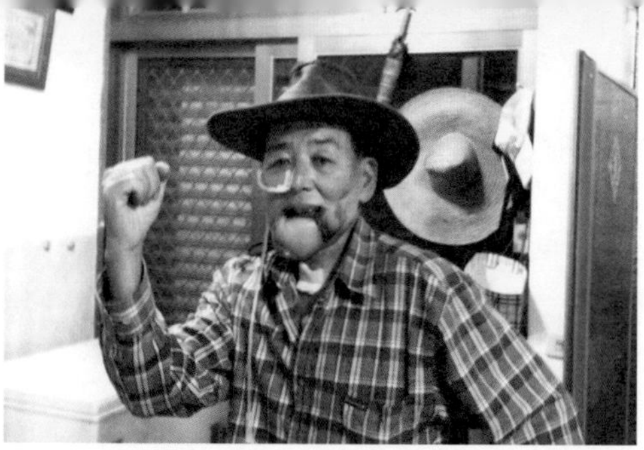

4 | 3 2 1

1、2、3、4、
有家人的守護，我可以無後顧之憂的面對治療。

醫院，走進陽光下。

再一次喜逐顏開

「啊——鬼啊！」一陣尖叫聲引來眾多注目禮，我站在自家門口，被過路的小孩如此對待，不知道我可以如何安慰他，或安慰我自己？

幾次到醫院回診的路上，被好奇人士攔下詢問時，心裡很不是滋味，但也沒法責怪他人。因為經歷多次手術的折騰，我的口腔大面積被破壞，導致嘴巴無法咬合，只能靠全流質來進食，說話也不清楚，在生活中造成諸多的不便。更因為外出時幾次不舒服的體驗，而變得不敢也不想外出。

一段不短的時間內，我總是關在家中，過著與狗、電視機和太太相依為命的生活。雖然生活簡單卻不易，無法由衷地感到快樂，當陽光從隙縫中穿透進門時，我也不禁慘笑：「人生怎會變得如此淒涼啊！」

所幸，經由個案管理師的輾轉介紹，我與陽光基金會的社工們有了接觸，他們到家中關懷、慰問、鼓勵我走出戶外，讓我與口友們聯誼聚會，分享交流彼此的甘苦故事。終於，我脫下了口罩，勇敢走出去，再度融入人群中，感受到生命的美好。

又一次，捷運上有位小朋友張著大大的眼睛直視著我，我大方拉下口罩，跟他說：「你看，叔叔這樣很不好看吧！叔叔就是吃了太多檳榔，才會變成這樣，你長大後千萬別學喔！」

陽光進門，原來我不是一個人

經過了病魔的摧殘，才知生命的可貴，回首將近一甲子的生命旅途，

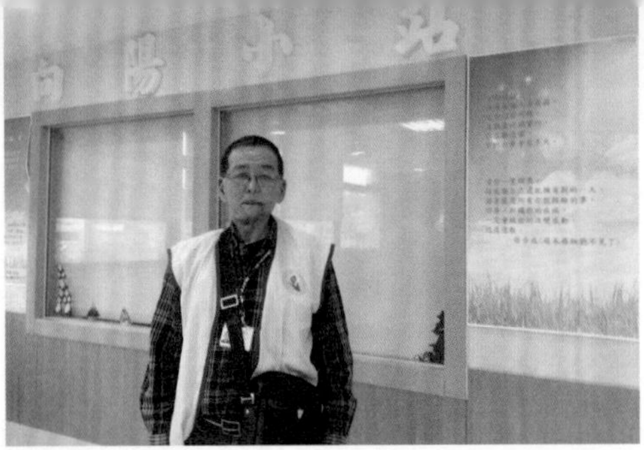

3 2 | 1
4

1、2、3、4、
志工服務為我的人生增添繽紛色彩。

歷經罹癌、手術、放療、封閉、再到重新出發。既然上天還願意眷顧著我，與太太討論後，共同投入公益志願服務，接受陽光基金會的培訓，加入口友宣導隊（戒菸、戒檳榔），擔任臉部平權代言志工。想不到，活到這年紀，還能有許多「第一次」的體驗：第一次當有意義的志工、第一次參加癌友歌唱比賽、第一次報名抗癌鬥士徵選。

一天，有位從臺中榮總轉來的病人跟我聊著天，然後拿一大袋東西到廁所去，我不解地跟上去問他：「你上廁所拿這麼多東西幹嘛？」「我……我是要吃午餐啦！」他泛紅的雙頰解釋著。其實我也了解，罹患口腔癌的人就算治療成功，往後生活依然只能吃流質食品，不雅觀的吃相，在大庭廣眾下總會受到異樣眼光。

這個經驗更讓我下定決心，每周五固定到林口長庚醫院癌症中心，擔任病房關懷志工。主動與病友們分享抗癌經歷，教導他們如何製作美味的流質餐及如何順利進食等技巧，鼓勵他們，因為活著就有希望，陽光照耀的地方處處充滿了溫暖。

「癌症」雖然可怕，但也讓我改變，並加深了人與人之間的情感。在未來的日子裡，冀望自己用一顆感恩的心看待世界，散播更多正向的能量，用積極的態度去面對無知的恐懼，學習享受生活，過著有意義的人生。

鷹，不需要鼓掌，也在飛翔；草，沒人心疼，也在成長。一世不長，既然來了，就要展現精彩，活得漂亮！

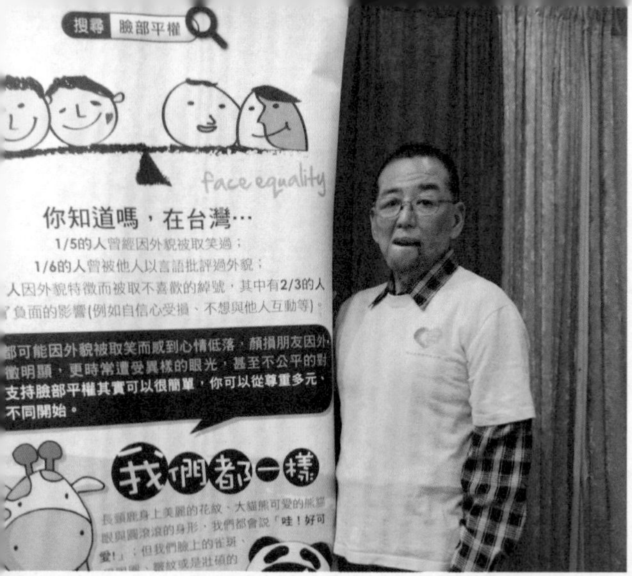
搜尋 臉部平權
face equality
你知道嗎，在台灣…
1/5的人曾經因外貌被取笑過；
1/6的人曾被他人以言語批評過外貌；
人因外貌特徵而被取不喜歡的綽號，其中有2/3的人
負面的影響(例如自信心受損、不想與他人互動等)。
部可能因外貌被取笑而感到心情低落，顏損朋友因外
徵明顯，更時常遭受異樣的眼光，甚至不公平的對
支持臉部平權其實可以很簡單，你可以從尊重多元、
不同開始。
我們都一樣
長頸鹿身上美麗的花紋、大貓熊可愛的黑
眼與圓滾滾的身形，我們都會說「哇！好可
愛!」；但我們臉上的雀斑、

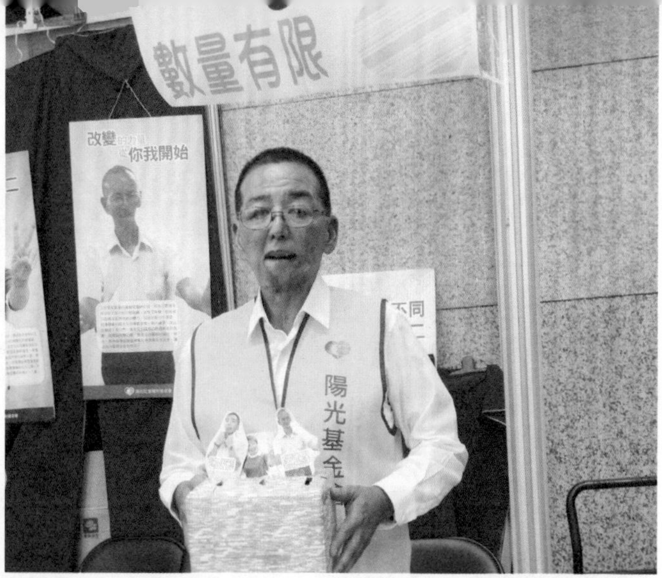
數量有限
你我開始
陽光基金
不同

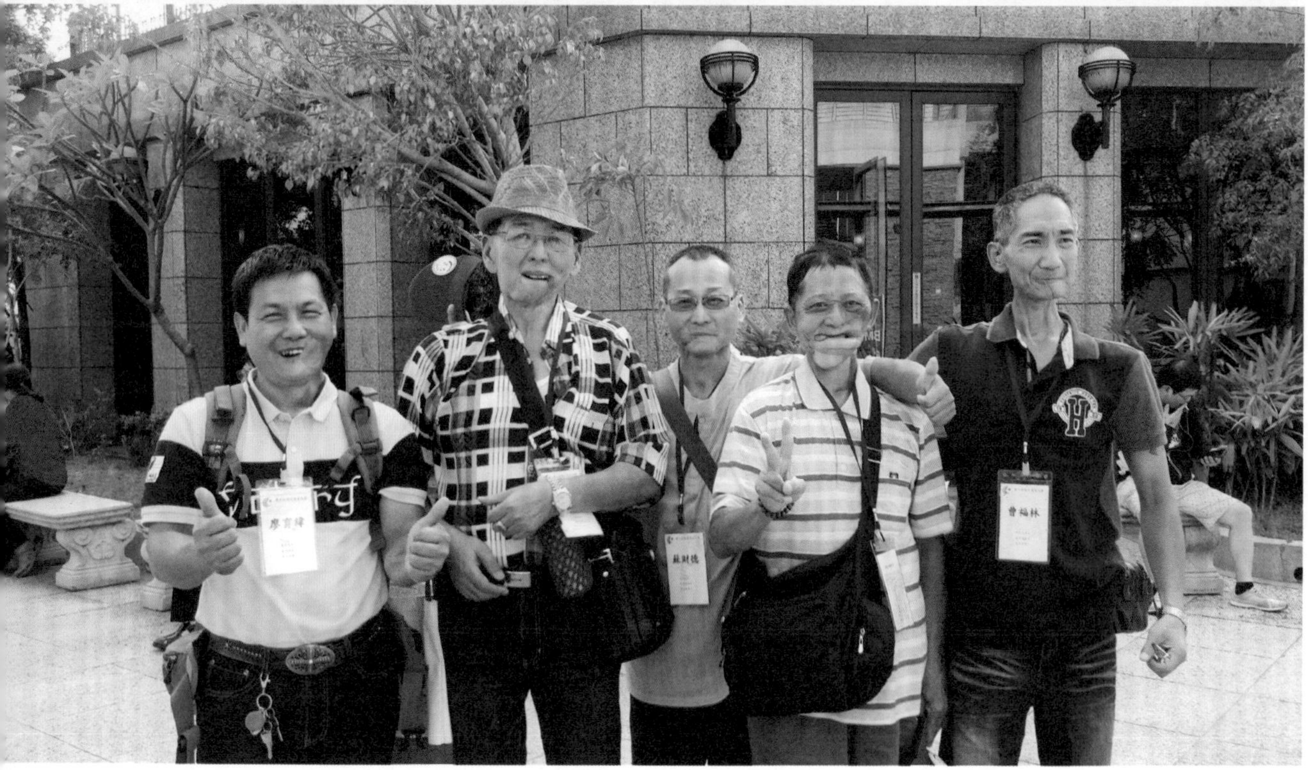

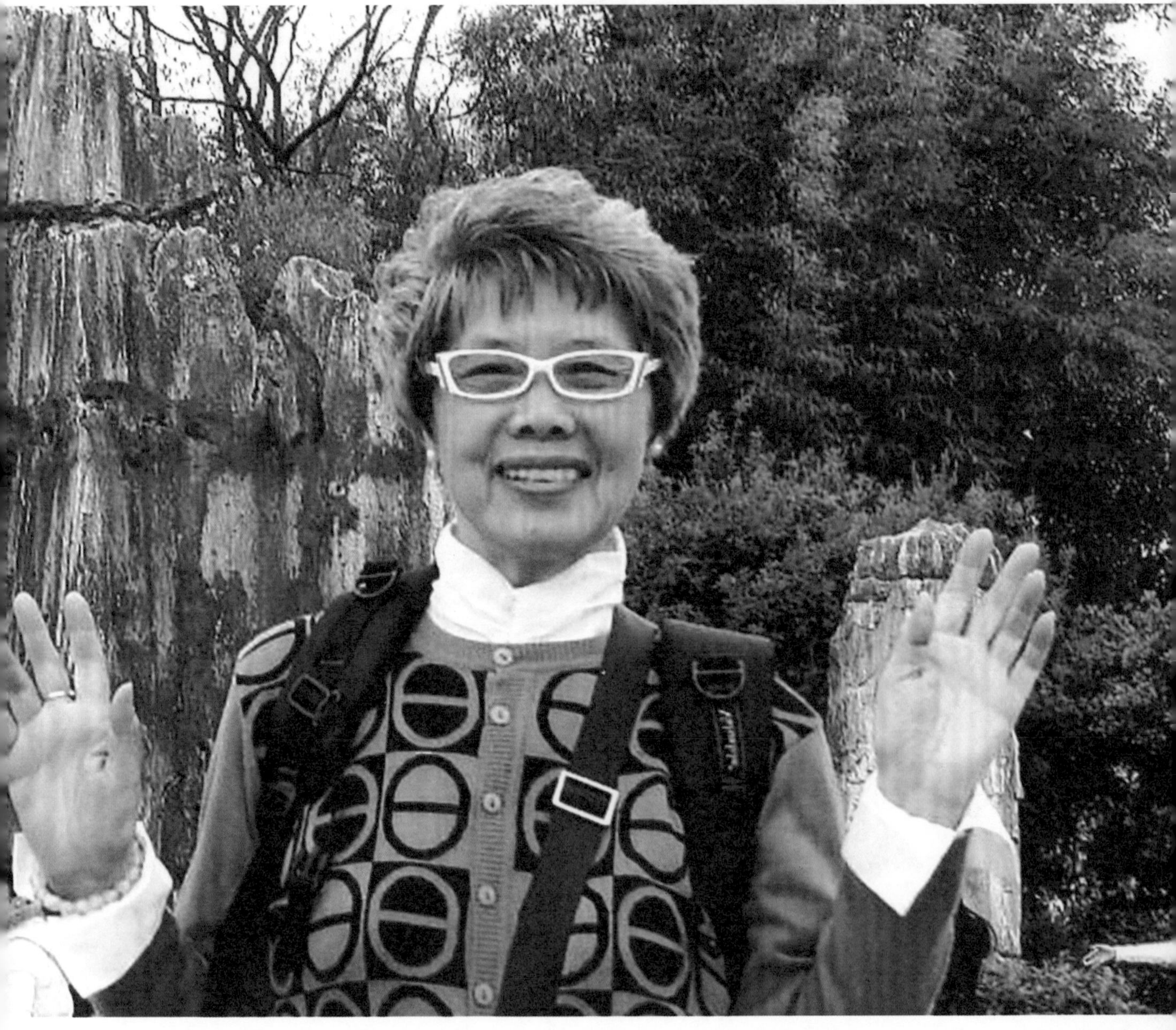

02

勇敢綻放的玫瑰園丁／李淑子

不管遭受什麼困難，都要爲了自己而勇敢活下來。

膀胱癌 第三期
診斷時間：84年5月

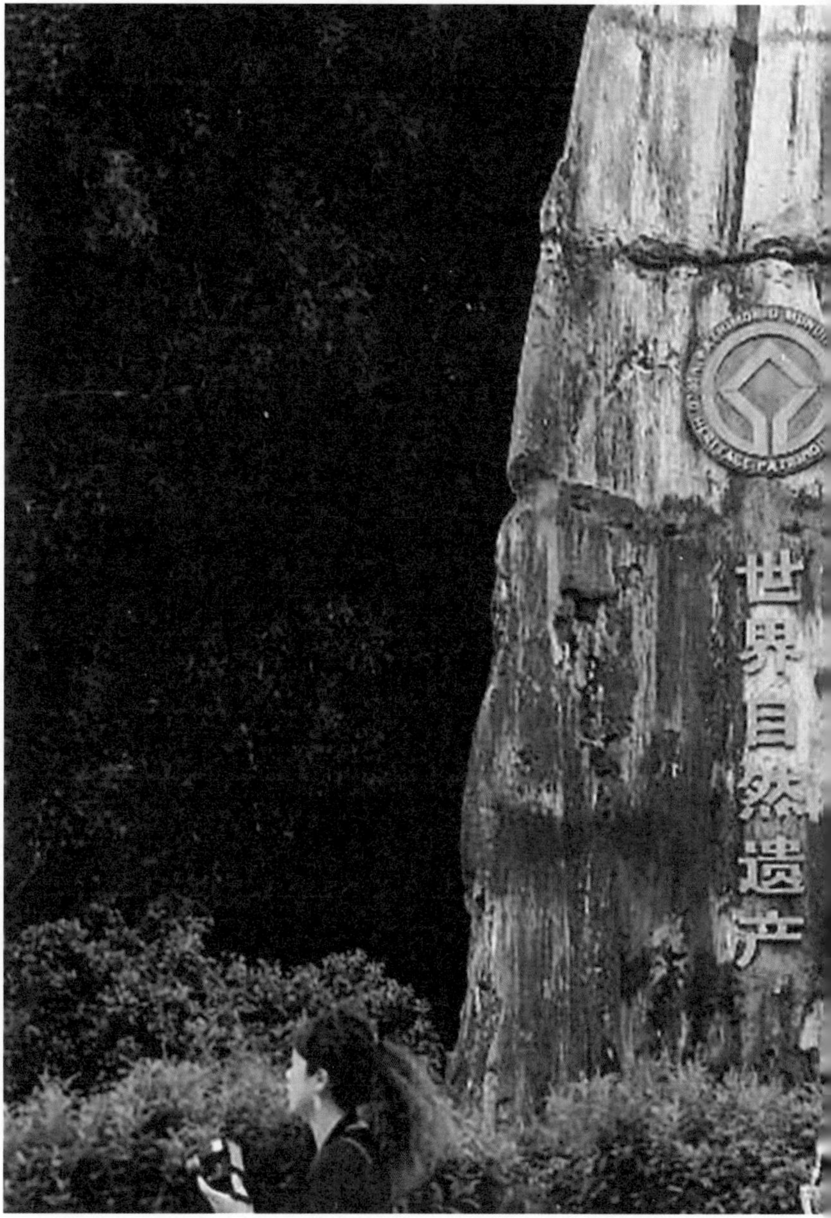

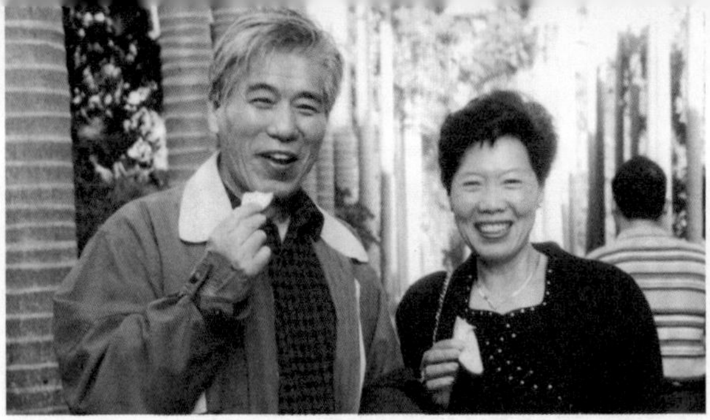

4 3 2 | 1

1、2、3、4、
每一天都快樂踏實，自在活出彩色人生。

只有用不敗的勇氣去錘鍊，才有機會產生美好的希望結晶。

我們是生命共同體

「哇！終於到了。」

今年初，我與兒子一家人驅車前往黃金博物館，及其附近景點，玩了一整天。

登上崎嶇的山路，往下眺望，海岸線風景不斷延伸，兒孫們歡樂的笑語迴盪在耳邊，還有什麼時刻比享受天倫之樂還讓人開心的。

突然，一股熟悉的氣味侵入鼻子，原來是那位熟悉的好友又來叫喚我了。

二十多年來，先生也走了，獨身一人生活著，只有它依然陪在我身邊，與我融為一體。

回想當初相識的情景，還是覺得命運開的玩笑真大，在我毫無防備之時，「它」出現了，找到我，說要跟我一起活下去。

引爆健康的震撼彈

「你回來啦！」

「嗯，我回來了，今天有發生什麼事嗎？」任職於臺大醫院檢驗科的先生，一如以往的在晚餐時間回來，看著他那逐漸染白的雙鬢，想著我們的青春年華就在勞碌奔波中轉眼消逝。

「沒有啊，一切都很好，只是我上廁所時居然血尿了，你說這會不

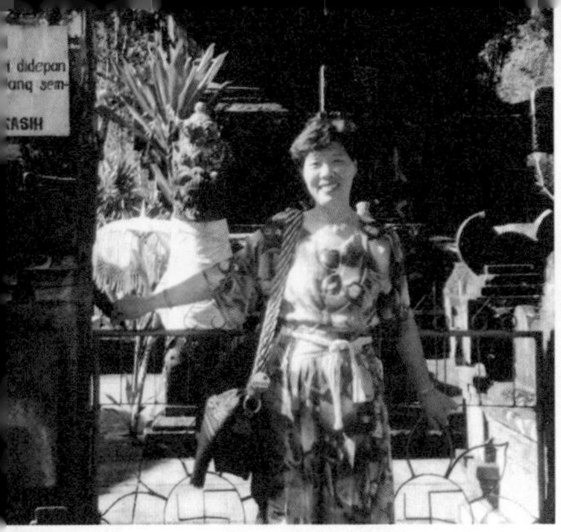

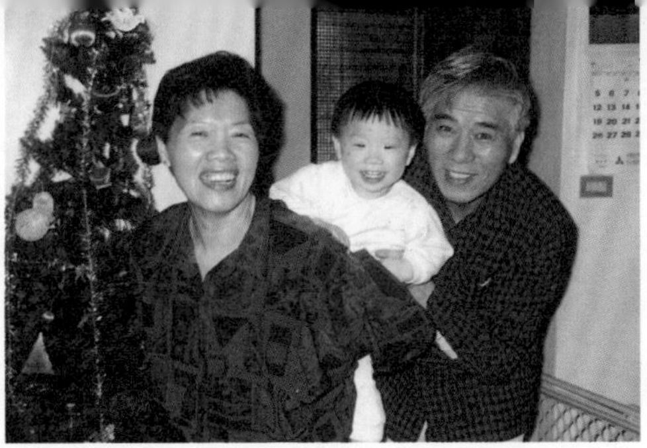

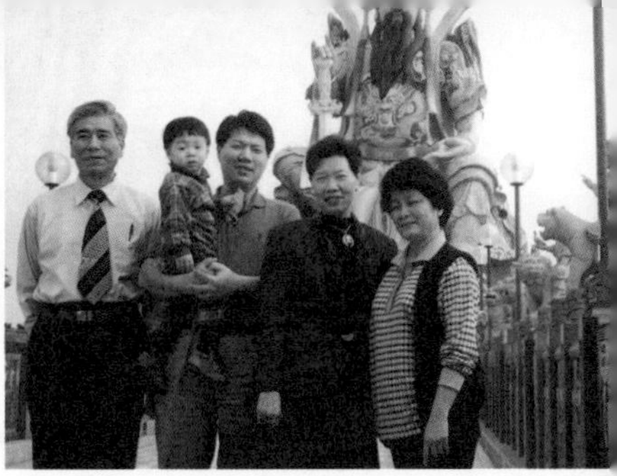

會是更年期的徵兆啊？」我有些不安的問道。

「血尿？我也不是很清楚，今天開始的嗎？」他放鬆的眼神突然變得有些銳利。

「一個……一個多月了。」

「怎麼拖這麼久！明天就去看醫生，先去婦科看看，一定要去喔！」

因為他認真的再三叮嚀，我也不敢再大意，隔日就到臺大掛婦科檢查，但經過一個月的藥物治療，仍沒有太大效果。先生漸漸顯得有些焦急，於是聽從好友的建議，轉至泌尿科門診。

我坐上手術台，醫師用膀胱鏡照出膀胱壁上長了一塊東西，他們不敢輕忽，讓我住院一個禮拜觀察。

「太太，妳身體怎麼了？」住院期間，除了先生只要有空檔就會來陪伴我外，鄰座的床位上，每個人都很是健談，一問之下才知道，他們都是膀胱癌的病友。

當時我還沒有被確診，總是心情略帶輕鬆地口吻跟他們聊著天，舒緩他們的心情。

「你們都在做化療啊？做多久了？兩、三年了？沒有其他辦法嗎……」看著他們落寞的神情，我也感到很難過。

檢查報告出爐了！從醫師口中聽到：「太太，我必須要告知你，罹患了膀胱癌第三期。」

經過切片檢查，證實膀胱壁上的凸起物是惡性腫瘤，這個消息如晴天霹靂般震撼了我。

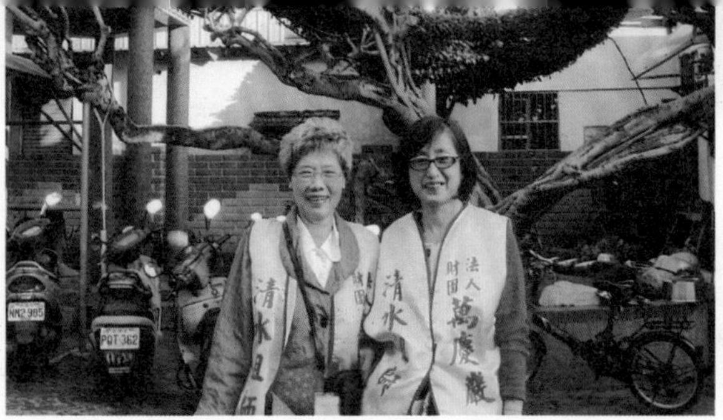

3 2 | 1

1、2、我在志工服務中結識了許多朋友。
3、在「世界造口日」分享與造口和諧共存的秘訣。

原來生命是如此的無常，心裡最先想到的是和先生兩人，好不容易辛苦將孩子們拉拔長大，才剛要卸下養兒育女的重擔，輕鬆地享受人生，怎麼會發生如此重大的變故？我又該如何是好？

關鍵的抉擇

「天無絕人之路」，這是在我生病過程中，體會最深的一句話。

「太太，雖然你是第三期，但治療方式很多，可以利用化學治療、膀胱部分切除及膀胱全摘除手術等治療方法，得到治癒的機會。每種方法各有不同的適應性及優缺點，必須從中做選擇治療。」泌尿科賴明坤主任，也是我先生的好友，耐心的為我講解著。

不論是哪一種選擇，都決定了不再是想像中的後半生了。想到此，不免沮喪，連抵抗命運的勇氣都丟失了，一直想著怎麼會發生這種事！

「別哭了，事情既然無法逃避，就要好好面對。你看，我們都站在你這邊。」先生握著我的手，如此說道。

是啊，再大的困難，我們不都這樣走過來了，還有什麼難關是過不去的。

我想起住院時，跟病友們的那番談話，於是直接問醫師：「接受化療，要多久才會好呢？」

「坦白說，藥物的作用視個人體質而定，情況會怎樣誰都不能預知。」

醫師的回話，等同在我頭上澆了一盆冷水。但我不能就這樣放棄。

「那麼，你剛說的『膀胱全摘除手術』又是怎樣的狀況呢？」

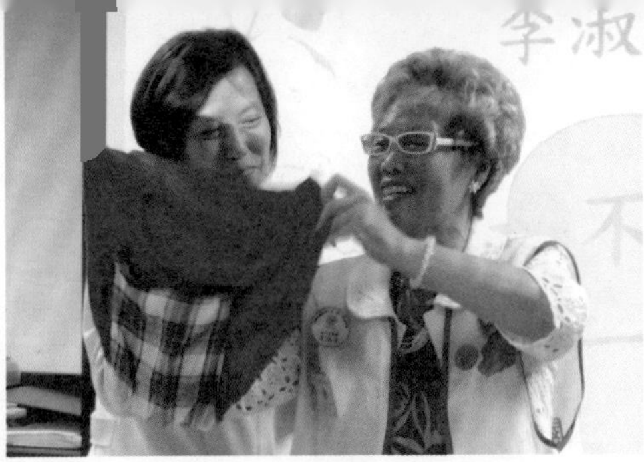 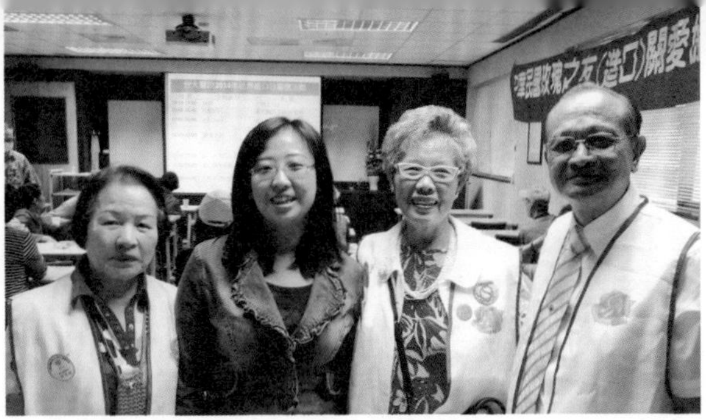

「『膀胱全摘除手術』，就是在你的肚子右邊，製作一個排尿用的永久性造口，手術雖然也有風險，但若成功的話，能完全除去腫瘤。」

「『永久性造口』？『造口』又是什麼呀？」

「就是在肚子上一個開口，取代原本尿道的排泄作用。」

「但是……，這樣很不好看吧！」

「其實就像裝假牙一般。許多人都有錯誤的觀念，把『造口』跟『不潔淨』混淆在一起，其實只要處理的好，就像是身體的一部分。」

經過與家人的討論，我決定做「膀胱全摘除手術」。在漫長的馬拉松手術中，醫師群及賴主任將我體內的膀胱、一側的卵巢、子宮、九顆淋巴結、盲腸等器官摘除，並擷取一段迴腸做排尿造口。

感恩這群醫術高手，讓我獲得重生機會。

與造口相伴的日子

手術後，在家人的溫馨照顧下，身體恢復的非常順利。

出院前，醫護人員到病房教導我，如何居家造口護理，先生也在旁一同學習。

但出院後，獨自面對陌生的造口，感到非常不知所措。因為有太多狀況是只有當事人才會切身體會到；而這些麻煩，在當時資訊還不是很流通的年代，我尋路無門，只能自己想法子一一解決。

現在的我，與造口相處已有二十餘年，就像好友一般，相處的很是融洽。但其實在手術後回到家的半年內，除了定期回診外，一直都不敢出門，除了很介意他人的目光外，更怕在外出時，造口尿袋不

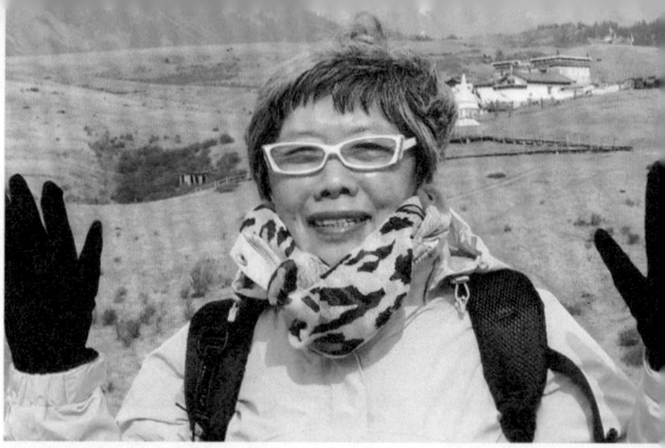

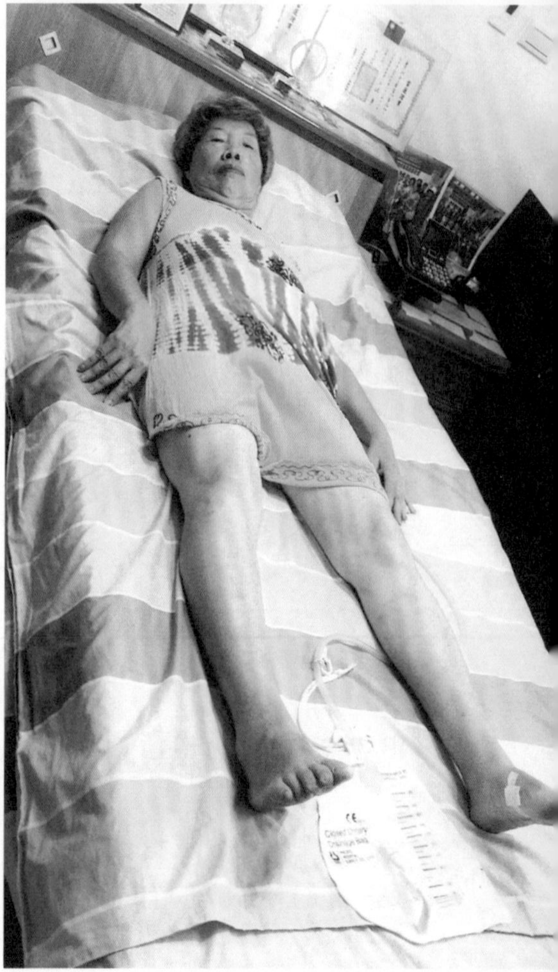

3 | 1 2

1、熱愛旅行的我，在鏡頭前總是笑得燦爛。
2、睡前時換上大尿袋，讓我一夜好眠。
3、走入病房，以過來人的身分為病友打氣。

慎脫落而出糗。

因為尿液每分每秒不停的從造口流出，所以黏貼造口是個高難度的技巧與挑戰。

記得第一次貼造口袋時，我和先生在不得要領的情況下，兩人弄得手忙腳亂，因為黏貼技術不好，尿袋總是很快脫落下來，導致尿液滲流得全身都是，必須經常更換，反覆的動作讓我懊惱沮喪，常常痛哭失聲，大喊著：「為什麼上天如此待我？」但在先生百般安慰與鼓勵下，我也不敢輕言放棄，不斷地加強自己貼尿袋的技巧。在第二次時，我就嘗試自己處理，照著鏡子，回憶醫護人員先前的指導，終於把尿袋貼上。隨著一次次的處理經驗，現在已能夠快又準的貼好尿袋，讓尿袋可以用到七天。有一次，跟先生出國同遊歐洲二十七天，由於路程長遠，每到一個景點，廁所總是大排長龍，此時唯獨我不用排隊，只需要拿個塑膠袋，接上尿袋口，將尿液排空，立即又能開開心心的去逛下一個景點，這時，在一旁的先生都羨慕了起來！

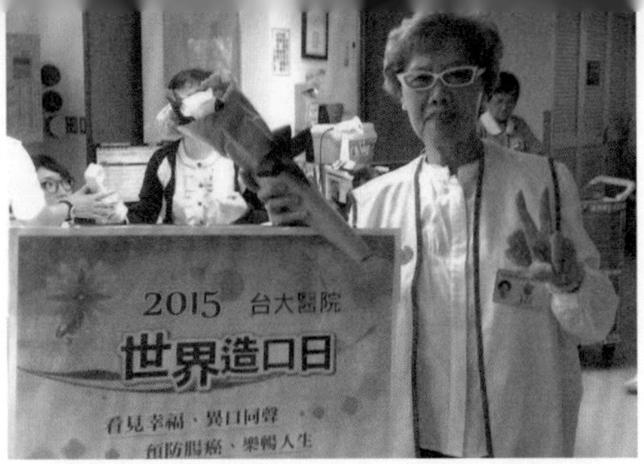

克服了貼尿袋的問題，緊接最大的難題就是「如何洗澡？」

一開始，我怕弄濕造口而不敢洗澡，只能用濕布擦拭身體，但愛乾淨的我有天實在是受不了了，於是在浴室反覆的想像模擬，終於找出方法：用兩斤的塑膠袋覆蓋在尿袋上，將透氣膠帶一半黏貼在塑膠袋上，一半黏貼在肚皮上，如此就不怕水跑進去，我終於可以放心的洗澡了，並且再次重拾最喜愛的游泳運動。

學習和分享

除了與造口相處的磨合外，摘除膀胱後，身體還是有病痛發生，又開了兩次大手術。

第一次是在術後半年左右，我經常感覺到腸子絞痛，起初都是到醫院拿止痛藥服用，直到有次腹絞痛加劇，進出急診三次找不出原因。最後幸好王世名醫師發現是腸阻塞的病因，趕緊進行手術，切除壞死的五十公分小腸，在引起腹膜炎之前發現，才得以保住性命。

兩年過後，因為開刀部位的疝氣愈來愈嚴重，不得不再次動手術。病痛中，我也積極的查詢資料，發現食用高纖維的蔬果，與軟、硬、乾柿子會造成腸阻塞，因此開始改變飲食方式，多選擇低纖食物。

雖然三次手術住院的原因都不相同，但多災多難、逢凶化吉的經驗，讓我感到生命的可貴，也更加地珍惜每一天。

憶起罹癌時，術後心理建設與護理技巧的取得管道很有限，雖然當時醫師有介紹幾位病友給我認識。但很多病友寧願選擇躲在陰暗的角落掙扎，也不願再次談起病況或對外尋求協助，所以還是無法獲得幫助或解決問題。

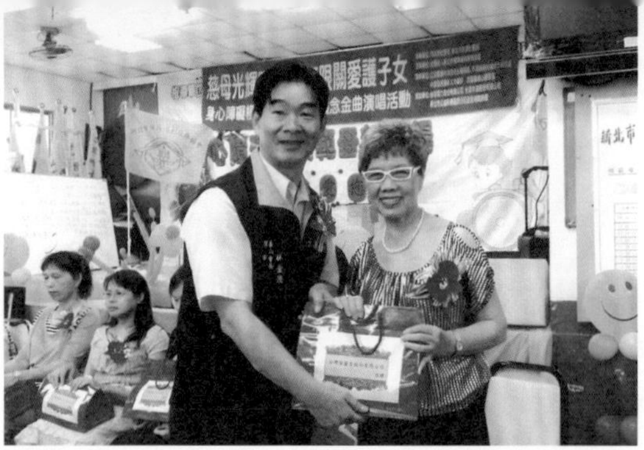

2 | 1
3 |

1、獲得「模範母親」的表揚。
2、3、在家人悉心照料下，我快樂的享受天倫之樂。

這個過程，讓我體會到當時的需要及別人的需求。

因此，在術後約兩年，透過病房護理人員的介紹，我加入了臺大醫院造口傷口室的「中華民國玫瑰之友（造口）關愛協會」，成為志工一員，以自己過來人的身分去關懷病友，將自己摸索出來的經驗與照顧技巧，教導病友如何細心照顧這朵盛開的玫瑰造口，並鼓勵他們不要抱怨，更要珍惜生命，努力獲得重生。並且也在民國九十八年，加入「新北市殘障福利服務協會新店分會」，服務更多身心障礙的朋友，活得比以前更有意義。

當玫瑰勇敢綻放

時光飛逝，從當年聽從醫師建議摘除膀胱，得到一幅如同美麗的玫瑰花般的造口，開啟了我的玫瑰人生，如今已二十多年，關於這個夥伴，我從討厭、排斥它，進而接受、保護它，如今更感謝有它，讓我的生命得以延續。

我克服了罹癌的恐懼與憂鬱，更肯定自己存在的價值，每一天都活得很踏實快樂。想跟病友們說，不管現在承受怎樣的折磨，不要懷疑人生真的是彩色的。

我的造口，就像一朵鮮紅無刺的玫瑰花，永遠陪伴著我。

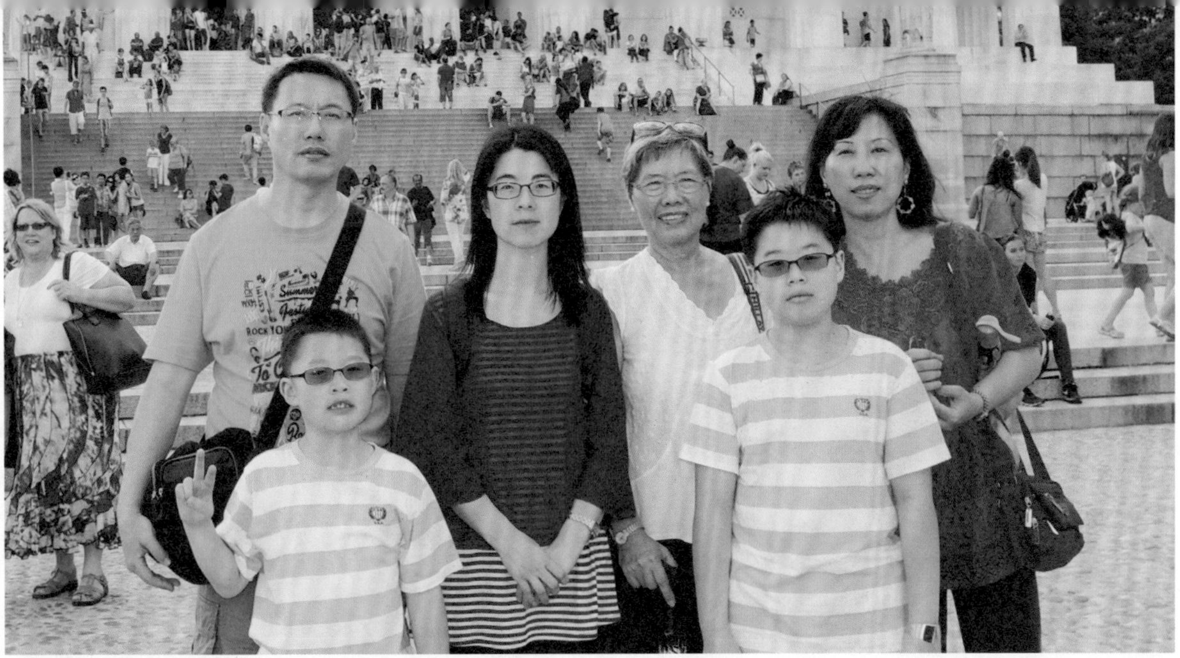

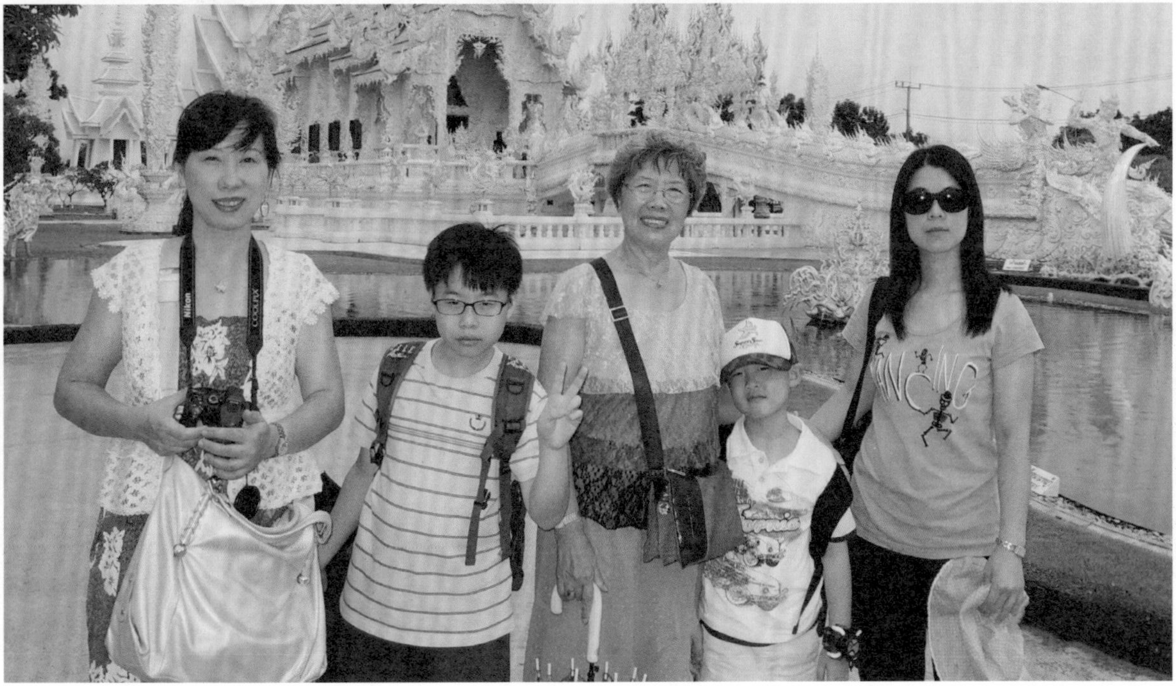

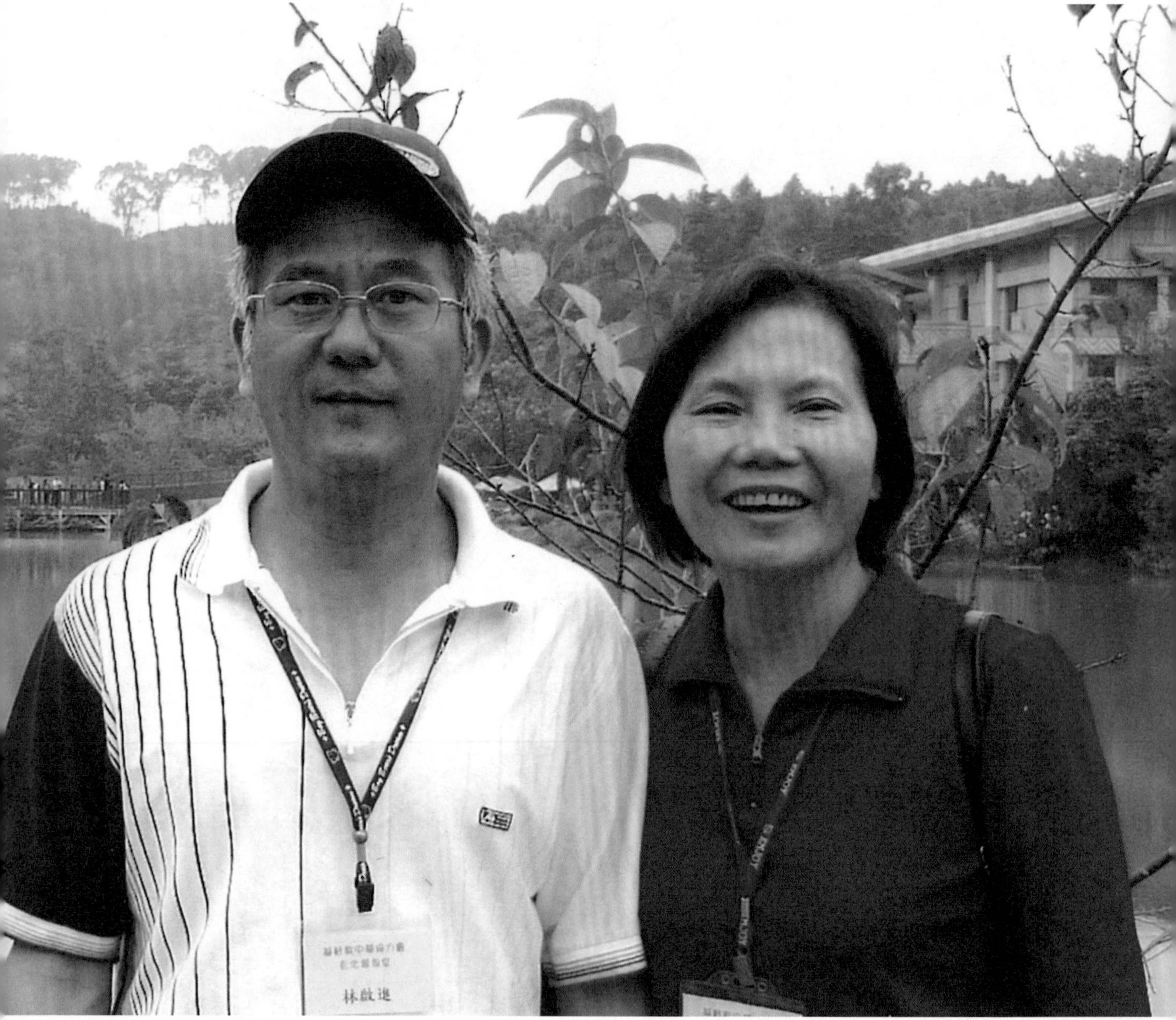
林啟進

03

傳遞希望的喜樂生命／李艷秋

只有自己才能拿自己有辦法，「面對」是解決事情的不二法門。

直腸癌 第三期
診斷時間：94年11月

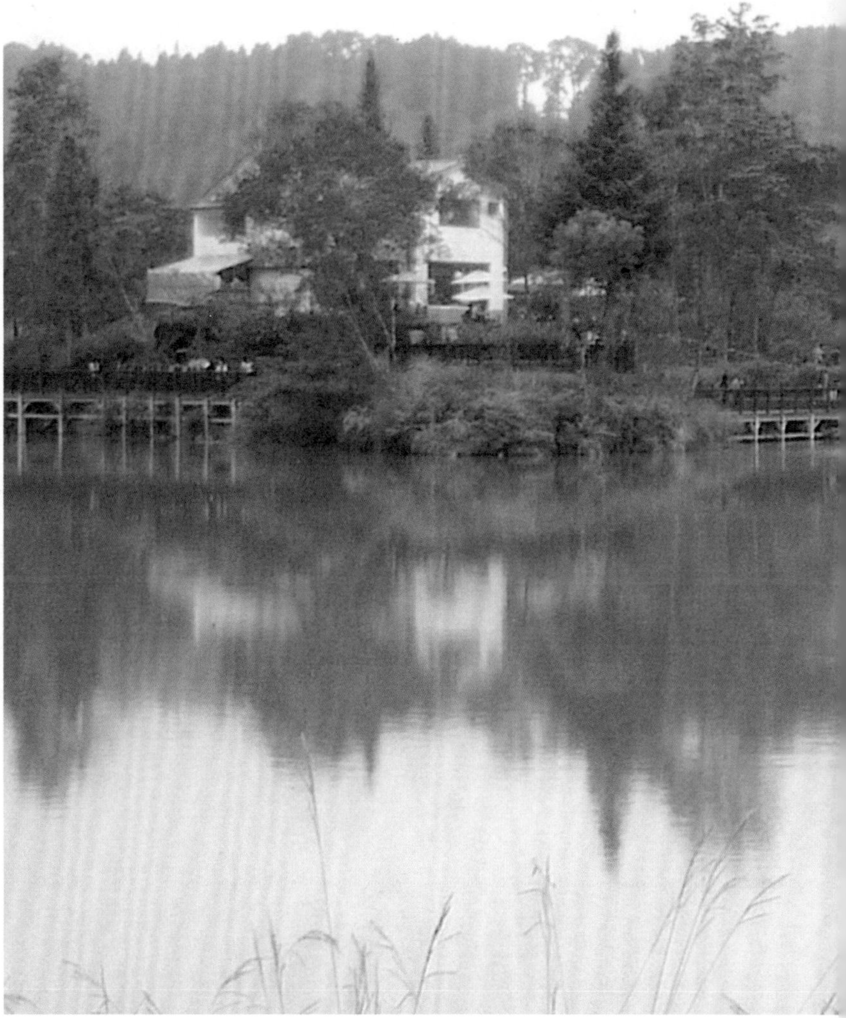

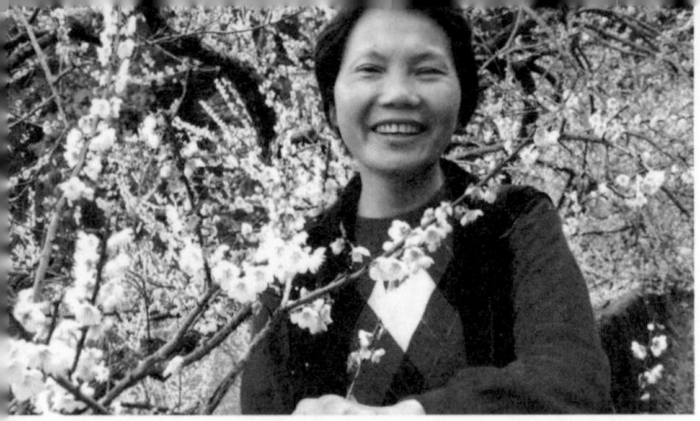

3 2 | 1
4

1、風櫃斗賞梅。
2、全家出遊。
3、太平山之旅。
4、彰基護理師也為我加油打氣。

回憶起宣判的時刻，仍然記憶猶新，那種無助的感覺，我永遠忘不了……

接受生命中的暴風雨

「為了你，一直走在最前面！」這句耳熟能詳的標語，是我多年來工作的心境，大企業的創新與服務，給了民眾許多便利的生活，而我在這裡扮演著小螺絲釘的角色。

「李小姐，接下來要好好治療喔！」每日兢兢業業的上班，卻忽略了身體傳來的警訊，遲遲沒有去處理，回想十年前醫師診斷我得到直腸癌時，當下並沒有打擊到我，因為這突如而來的訊息太快、太急了，第一時間竟然無法做出任何反應。

直到回家後，才想到將來可能遇到的困難，這時候才有了不知如何形容的複雜情緒，滿滿地、滿滿地湧上心頭。

眼前世界忽然一片灰暗，醫師口中說出的，是人人聞之色變的癌症，除了令人恐慌，還有滿滿的無力感，但我沒有難過太久，因為我知道，悲傷並不會改變罹病的事實，唯有面對它、接受它、解決它、放下它，才是最好的處理方式。

得知事實之後，我選擇以平靜的心情面對，開始努力地思考用哪種方式治療，對我康復最有效，和醫師百般商量後，決定開刀除去這心頭大患。

然而第一次手術完成後，結果卻不如預期般順利。復原過程中，發生了細菌感染的問題，使得我不得不在短短幾天之內，再到醫院動了第二次手術，但是第二次的結果，卻比我想像的更加不順利，因為我的瘻管在這次的手術中破了！因此，在百般無奈情形下，被迫

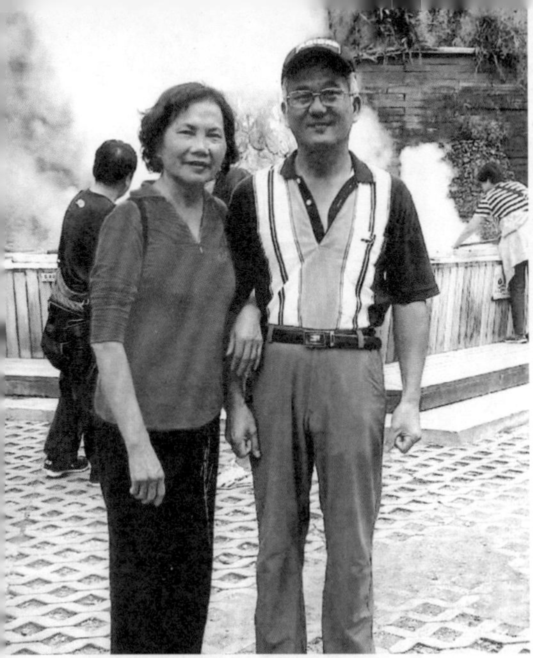

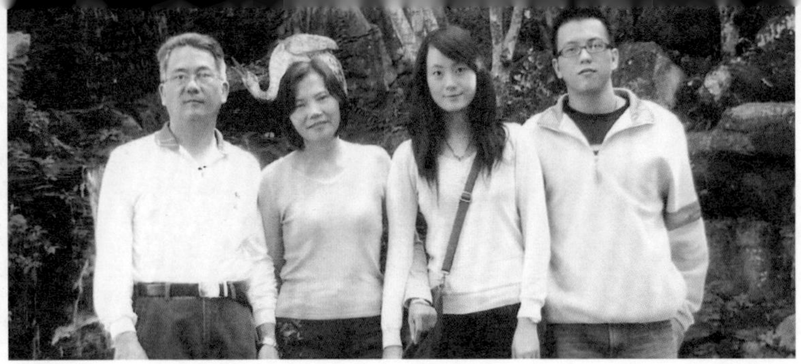

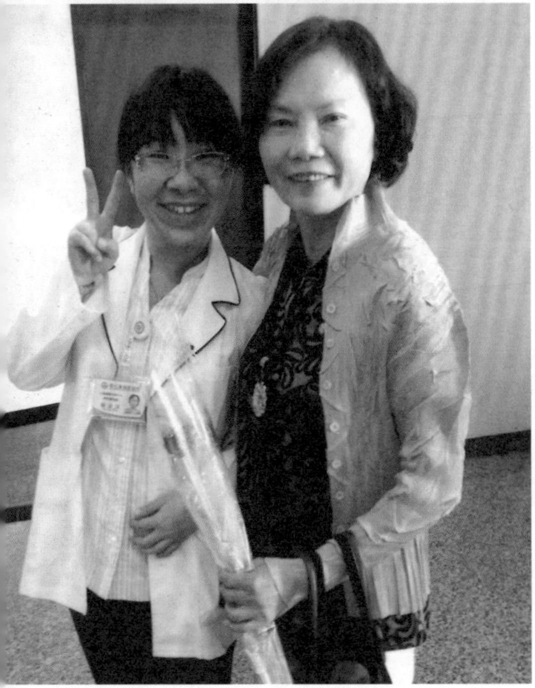

接受了第三次手術的治療，做了人工肛門，也就是腸造口。

「我不過是生了病，這個疾病並不是生命的盡頭。」這些開刀治療的過程，完全不是過往可以想像的範圍，但事情都遇到了，究竟要如何面對？我在心中默默下了決定——改變心境，我告訴自己必須克服並且接受這一切。

為了打敗這可惡又可畏的敵人，我接受了長達六個月的化學治療。每二個星期一次的頻率，每一次的療程約需要三天二夜，期間承受了許多難過、痛苦、不安，但我終究咬牙完成了。結束之後的第一次追蹤檢查，顯示一切正常，我也如此認為，於是打起精神重回最熟悉的工作崗位，如同過往一般地安然度過一年。

風雨過後的天晴

然而老天爺的考驗似乎尚未結束！隔年十月，再度回到醫院做例行性追蹤檢查，這一次居然在肝臟的下半葉也發現了腫瘤！這一刻的我，心情如同雲霄飛車般跌落谷底，但我並沒有多想什麼，最終決

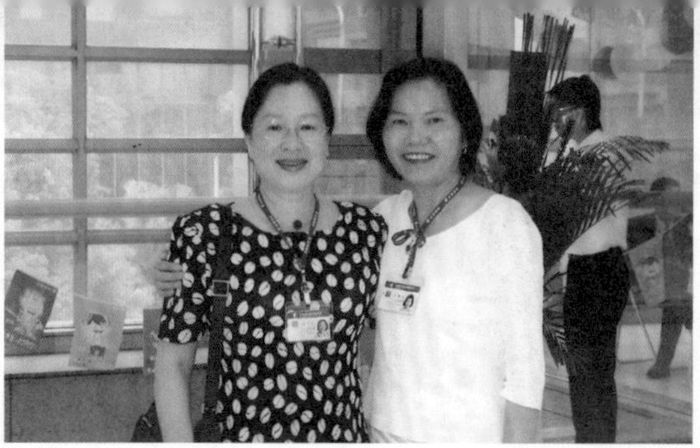

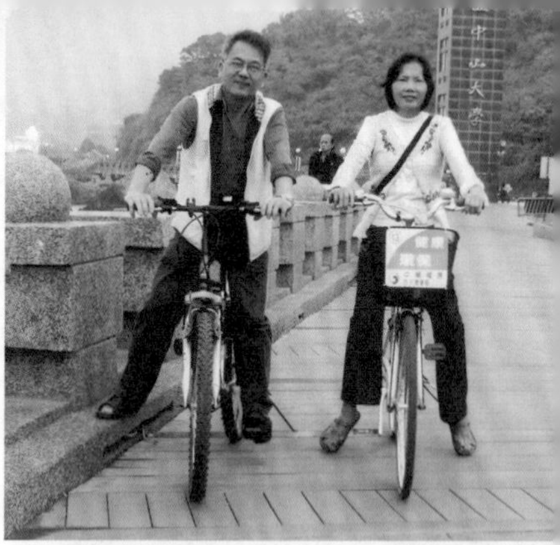

定辭去工作，再度接受治療，準備與病魔長期抗戰。

猶記某次在溪頭發生突發狀況，「造口」鮮血直流，一時之間不知所措，只能由救護車送院急診，而當時醫護團隊的用心呵護，點滴在心頭。

經歷諸多治療，我從不把自己視為病人，因為知道唯有把自己照顧好，才能讓身邊的人也為我感到安心。

「只要能夠堅定心志，相信自己，專注朝對的方向前進，用正面思考，做出正確的事情，相信正能量一定會讓事情的結果更美好。」

這幾年來的經歷，讓我的心境有所轉折，我開始習慣與人分享生命的喜悅，深深體會到凡事不要想得太複雜，要好好珍惜眼前的一切美好；所有發生過的，不論好壞欣然接受，當被困境圍繞，就轉換角度改變看法。

後來我加入病友志工的行列，藉由當志工服務他人的過程，與其他病患有更多親近的接觸，不僅可以分享治療經驗與生活種種，更可以用自身故事帶給他人往前邁進的勇氣。這個過程中，我不只幫助他人，還同時幫助了自己，獲得了更多收穫。

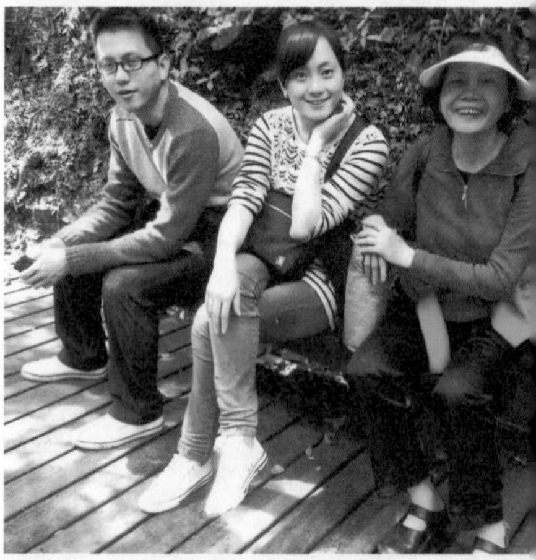

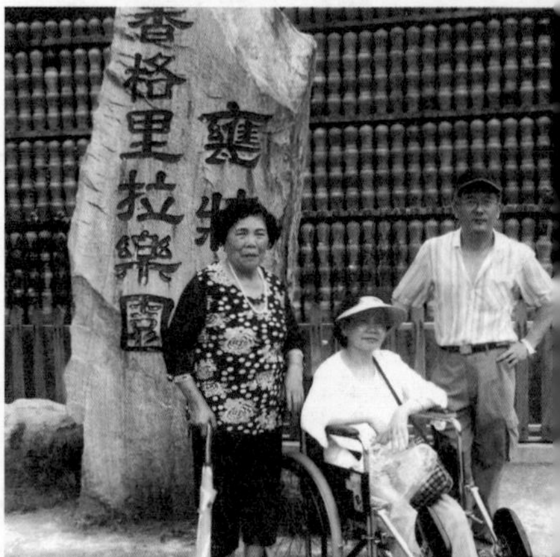

6 5 | 4 1
2
3

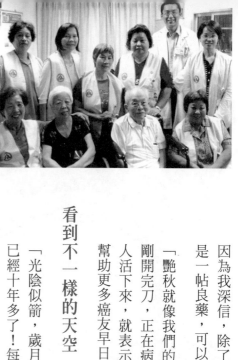

1、乘風遊西子灣。
2、於雙流瀑布。
3、治療中出車禍。
4、資訊展上與同事合影。
5、志工探訪。
6、104 年病友會分享，兒子獻花。

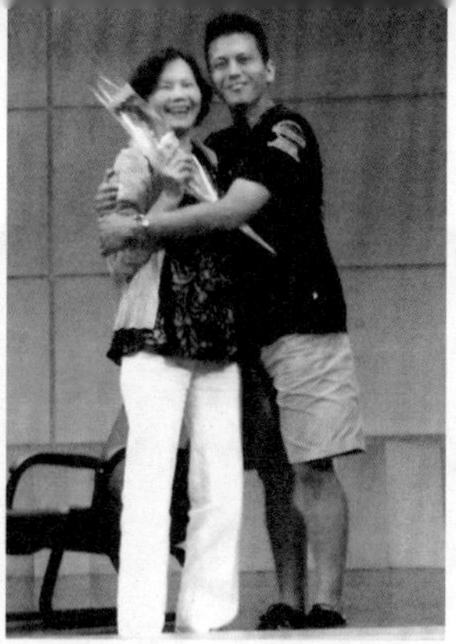

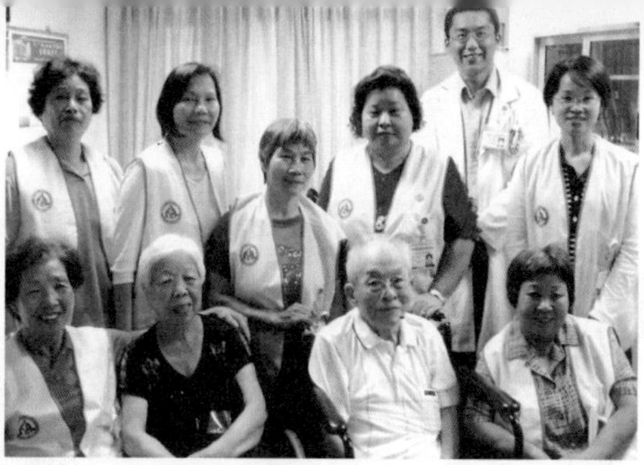

因為我深信，除了專業細心的醫療團隊，摯友及病友團體的扶持也是一帖良藥，可以在人們茫然時，注入一股安定的力量。

「艷秋就像我們的家人一樣，從檢查到術後都陪伴著我們……。」剛開完刀，正在病房裡恢復的一位小姐說道。我始終相信，上天讓人活下來，就表示有更重要的事情要做，期待自己能盡一份力量，幫助更多癌友早日重回生活軌道。

看到不一樣的天空

「光陰似箭，歲月如梭。」這段話說得真貼切，從我罹患癌症至今已經十年多了！每每在做例行性追蹤檢查時，門外等候的時光，還是會令人忐忑不安，也會擔心醫生的宣告，會將我再次擊倒……。但是，最愛的家人始終在我身後，成為我強而有力的後盾，用溫暖支持罹病的暗澹時光。「媽，我帶來的湯品要記得喝喔，才會趕快康復！」「艷秋啊，東西要吃，妳最近又瘦了。」家人們默默地陪伴我治療，因為有他們無微不至的照料及付出，伴我度過與病魔搏鬥的每一刻，使我充滿正能量！

康復後，開始與朋友們相約爬山，高山裡的遼闊總能讓心靈沉澱，重拾勇氣再出發，讓我更加把握人生的每分每秒，參加法會和投入公益活動是我不能割捨的一環，並深植我的心，盡己之力幫助他人，讓這個社會可以因我們而變得更美好，我喜歡這種互助的氛圍！

人生如夢，夢醒後，迎接我的是不一樣的天空。家人的支持、醫護的照護、朋友的相伴，使我積極朝向未來前進，努力地活出自己的喜樂人生。

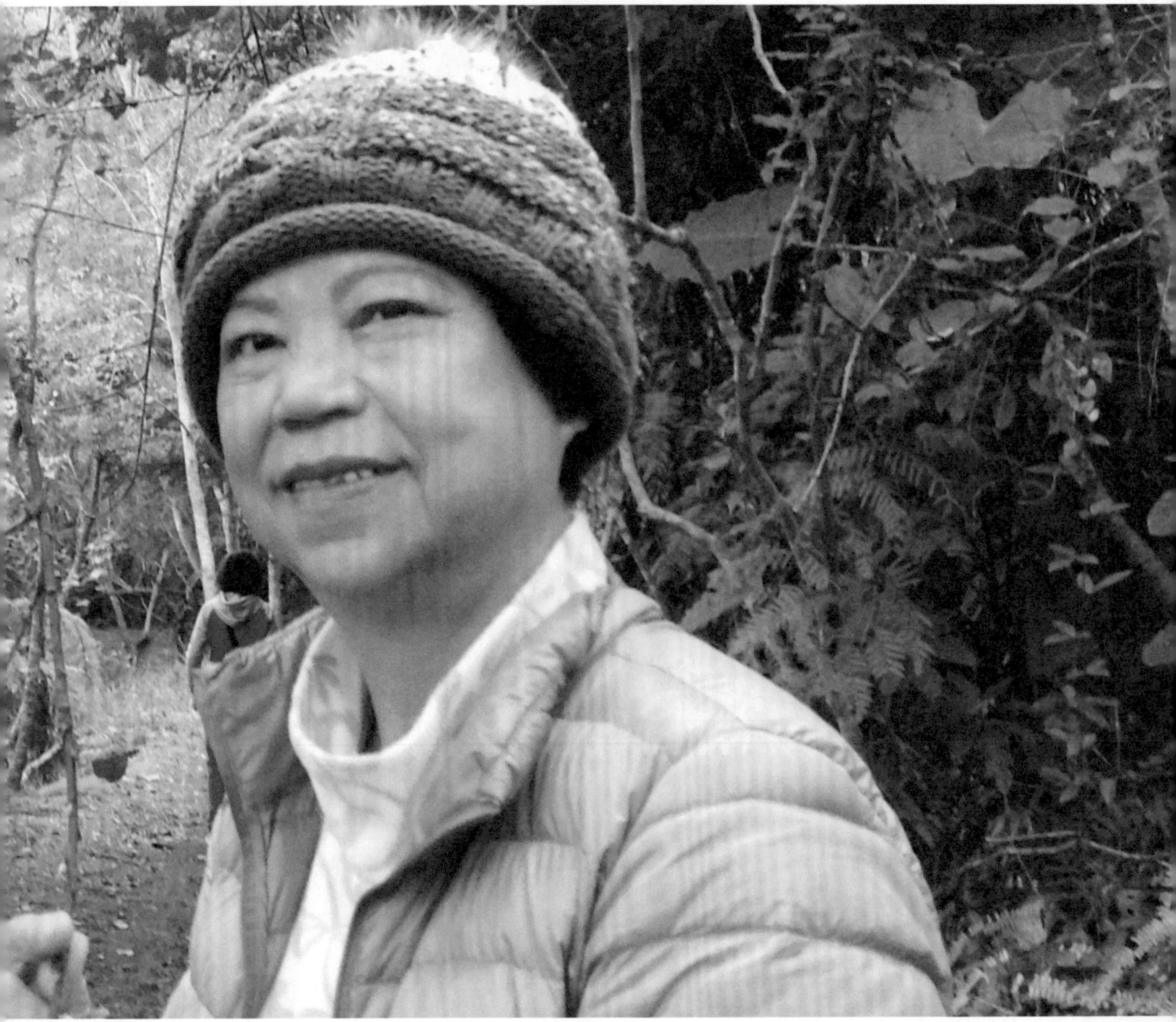

04

畫紙上迸發的幸福光芒／杜麗珠

不管將來迎接妳的是什麼？請帶著陽光般的心情起程。

乳癌第二期
診斷時間：102年4月

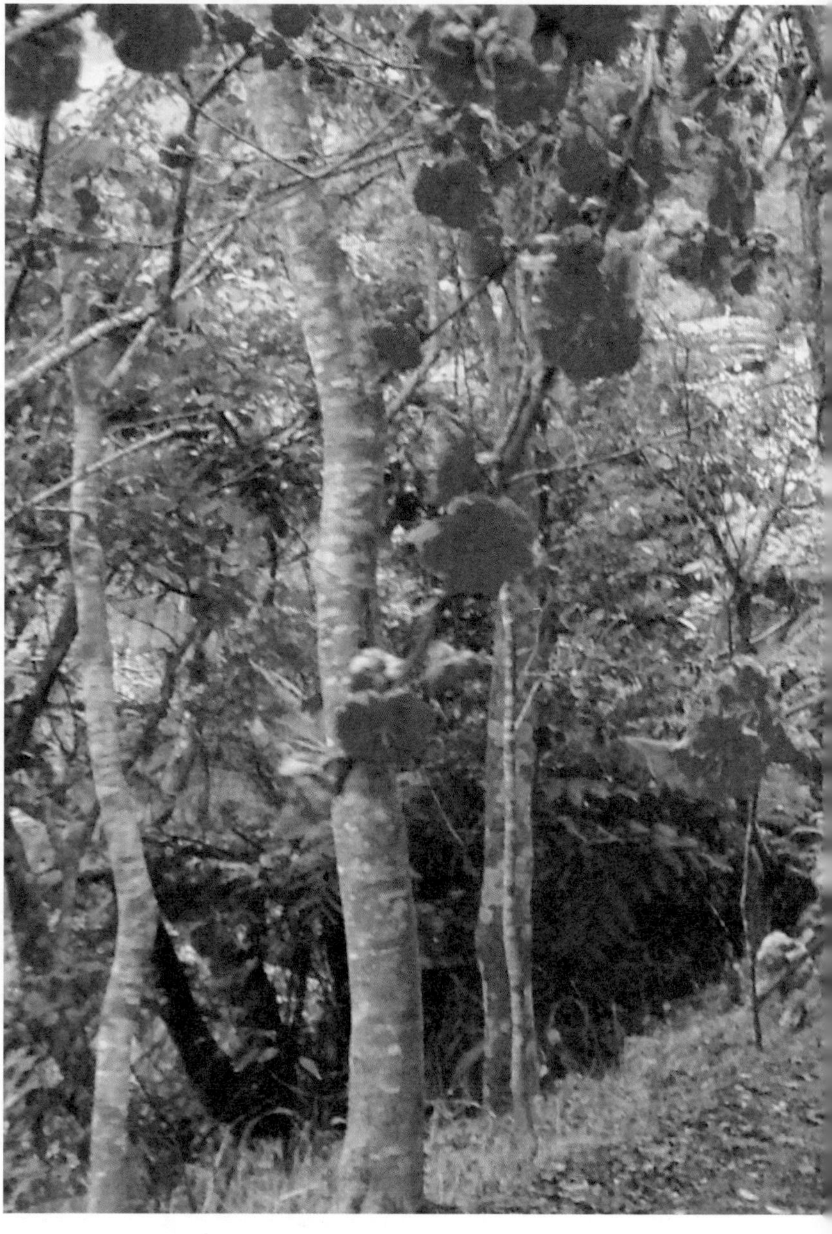

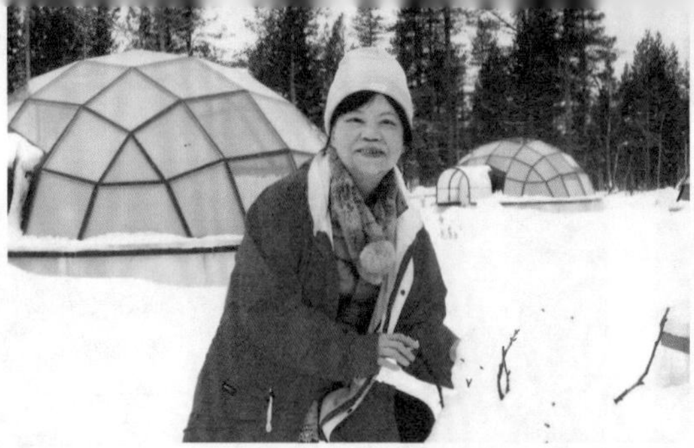

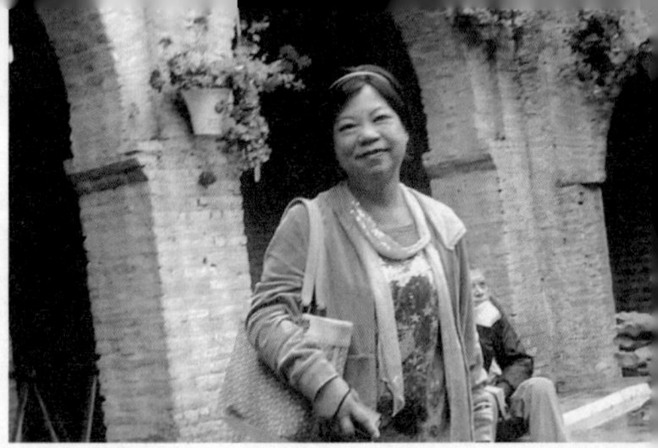

十九年前的歲末，一道驚雷降臨我看似正常、實則災難的生活，搖搖欲墜的身心還要防備病魔的觸手，生命的重擔有如千斤之錘朝我落下……

掙脫桎梏，奔向希望

「妳說，為什麼今天要去醫院切片檢查？醫生會強迫妳嗎？」「我告訴妳，好久以前我就發現了。它只是良性的。」一向自以為聰明的他揮舞著雙手，不斷向我咆嘯著。

「醫生說要做詳細檢查，才能確定是否為惡性腫瘤。」「你真以為上醫院是那麼好玩的事嗎？這次也許我真的生病了，你不會鼓勵我嗎？你了解我的害怕嗎？」我嘆口氣向他說。

面前喃喃自語、跺著腳前後走動的人，是與我結褵多年的丈夫，直到婚後才發覺我們有著不同的想法與判斷，這對同住一個屋簷下的人來說，每次下了班都會帶著沈重的腳步踏入家門。

「不，我不能讓他斷了我的生路。」想到這，我拿起包包奔到門外，生命應該要自己掌握，我不再做他眼下的小女人。

孩子是最強大的信念

「嗶——」一股震動聲將我從書堆中喚回現實，打開手機，都是學校的同事傳來的關心問候語。

「我還好，謝謝關心，學校一切都還好嗎？」一邊打字回覆著，思緒也一同被拉回到那個「關鍵」的早晨……

圖書館裡長方形的桌上，散落著與乳癌相關的書本、雜誌與報章資

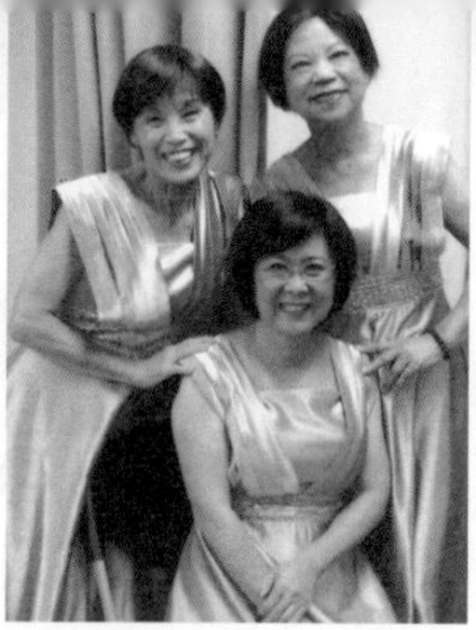

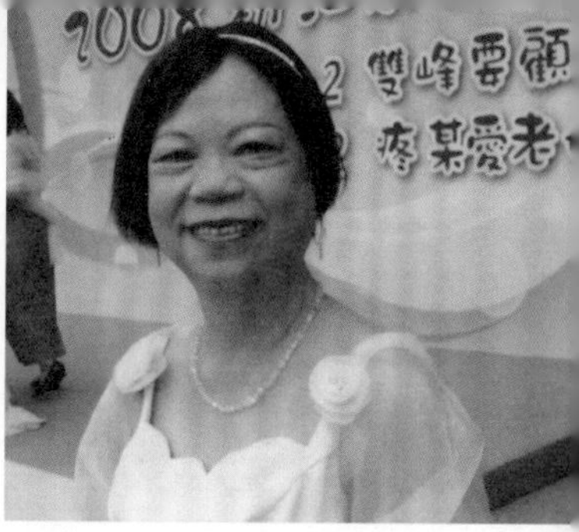

4 3 | 2 1

1、多元文化在西班牙，值得一遊。
2、坐在馴鹿拉的雪橇車，彷彿身在童話世界裡。
3、參加 2008 年粉紅運動，百名粉紅佳人相聚在 101 大樓。
4、與台灣旋律合唱團的好友，在登台前合影。

料，我像啃著乳酪的老鼠，每一塊都不放過，只為填補內心的空缺，以及找到一絲希望的曙光。

「麗珠，最近有覺得哪裡不舒服都可以說喔，趁機好好檢查一下。」

「嗯，不過我最在乎的還是血脂肪耶！哈哈哈……」

在同事的邀請下，與他們一同前往醫院做健康檢查。原本嘻笑的表情，在被發現乳房上有個硬塊後僵住了，經過切片檢查分析，確診是乳癌第二期。

「自那天之後，一切都改變了。」再次回想，還是感到震驚，這大概是我生命中最重要的一次診斷了。

師專畢業後，就在國小教書的我，三十多年來，工作的每一天都是享受著。身旁的小朋友從學習國語的造句，到背誦ABC的字母表，這階段成長的過程是最天真、最歡樂的。看著他們跑動著，拉著我的手呼喚著「杜老師」的稚嫩臉龐，就會想起家中的兩個寶貝，覺得非常幸福。

孩子是母親最大的力量，也是在我生病過程中，心中最強大的信念來源。

擺正心態，實踐心願

「維摩詰言，從痴有愛，則我病生……」暗夜中，我顫著手抄寫一遍又一遍的經書，聞著風中飄來的清香，心靈感到平靜不少。

事實上，病症的情況讓我完全慌了，生命是那麼接近盡頭，我還有多少歲月來處理身邊的事？

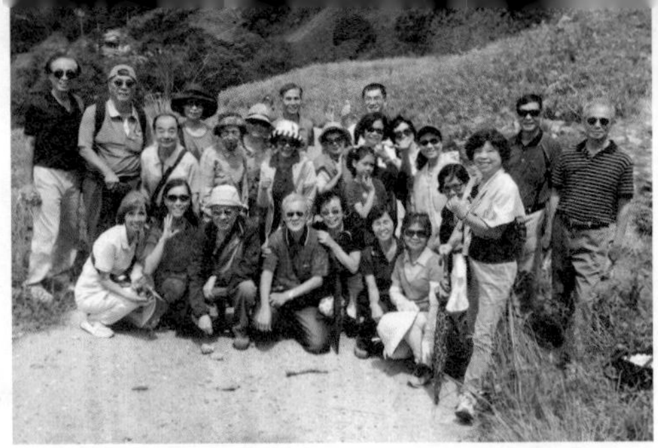

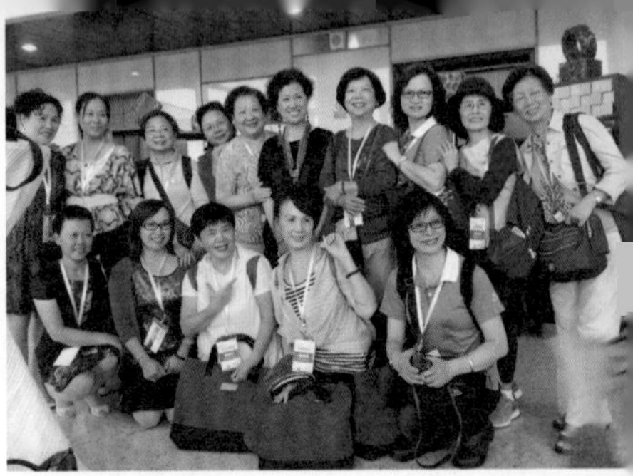

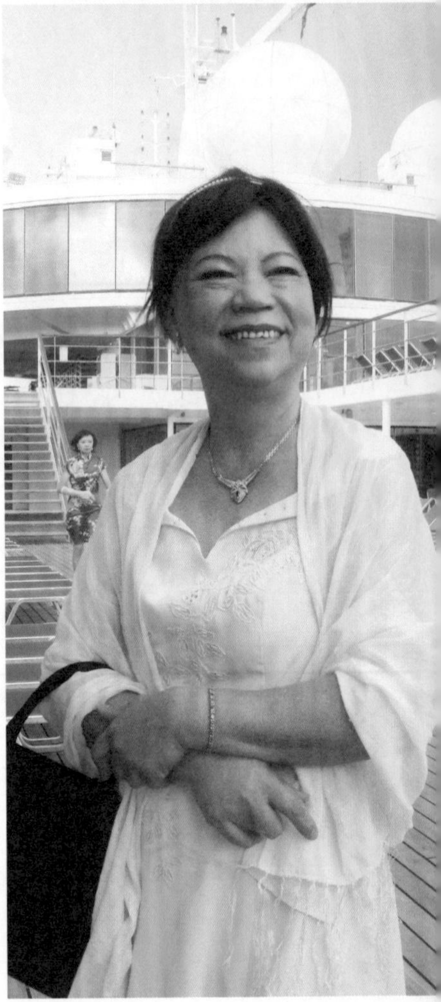

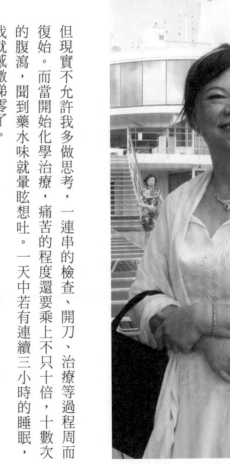

但現實不允許我多做思考，一連串的檢查、開刀、治療等過程周而復始。而當開始化學治療，痛苦的程度還要乘上不只十倍，十數次的腹瀉，聞到藥水味就暈眩想吐。一天中若有連續三小時的睡眠，我就感激涕零了。

那時的我一直在留意，自己的存活率還有多少？根據專家統計，將近八成的病人只剩五年的時間。於是我不斷祈求老天，讓我平安渡過這五年吧！讓我看到孩子大學畢業，讓他們在我的羽翼下，成長到能獨立生活……

我告訴自己，沒有人能判我死刑！想起還在求學中的孩子們，無論如何我都不能絕望，希望就算細如髮絲，我也必須牢牢握住不鬆開！

除了祈禱外，我擺正自己的心態，要求自己即使再不舒服，每天都要在晨光中快走，培養對抗病魔的體力，並不斷充實自我，每次看診總是細心與醫師討論病情進展，為的就是想實現每一位母親最大的願望——看到孩子們成家立業、幸福快樂的光景。

與癌魔再次交手

感謝老天，給我的不只是五年，而是十多年的日子。

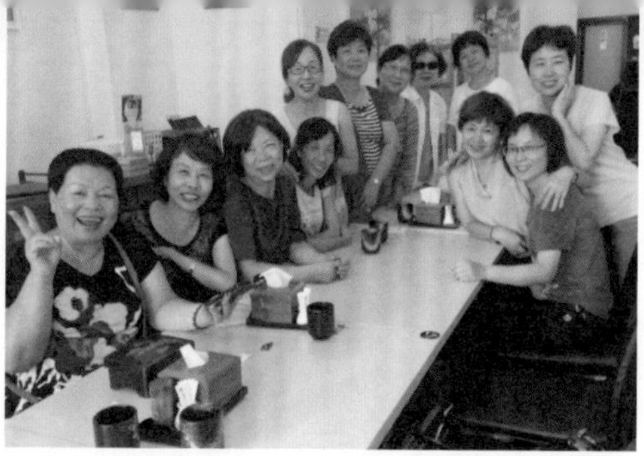

4　3 1
　　2

1、今年北京 RRI 世界乳癌病友大會和河南東營姐妹合影。
2、盛裝出席郵輪參觀活動。
3、好同學共賞金針花。
4、雙峰關懷協會聚餐。

與癌共舞的生活，讓我再次享受到人生的幸福。因為我結識了一群同病相惜的病友姐妹，生活找到了重心，會結伴去病房關心病友、到各地宣導婦癌防治，豐富的養分灌溉著我們的身心靈，人生的意義或許就是如此。

但沒想到，癌症再次與我交手。

距離上次開刀已十七年，我在另一側乳房上又發現了腫塊，這次的復發嚇壞了身邊所有的人，但於我而言，卻是格外平靜的接受了這個事實。

一方面是因為我年歲漸長，回首這一生的歷程，已不再有任何遺憾；另一方面，透過不間斷的吸收外界資訊，得知醫療技術突飛猛進，相信醫師治療的能力。

雖然已有相當的心理準備，但在化療的過程中，卻感到心有餘而力不足。也許是因為腫瘤型態的不同，也或許是年齡長了許多，副作用的表現完全大不同。經常性的手腳發麻，與持續性的發燒是一大痛苦，心中萬分相信自己終能渡過這個難關，只是會小小埋怨秒針的速度好比烏龜在爬。

一切在心，心心相映

數著藥罐子內小圓球的日子裡，身旁好友的支持是我堅持奮鬥下去的力量。當我再次罹癌時，一句話為我帶來樹梢之上的暖陽：「不管將來迎接妳的是什麼？請帶著陽光般的心情起程。」

我抬頭仰望窗外的陽光，感嘆道：「是啊，一切在心，這顆心決定了該以怎麼樣的態度面對未來，引導你走往怎樣的道路，只有快樂的過日子，才是邁向康復的最好能量。」

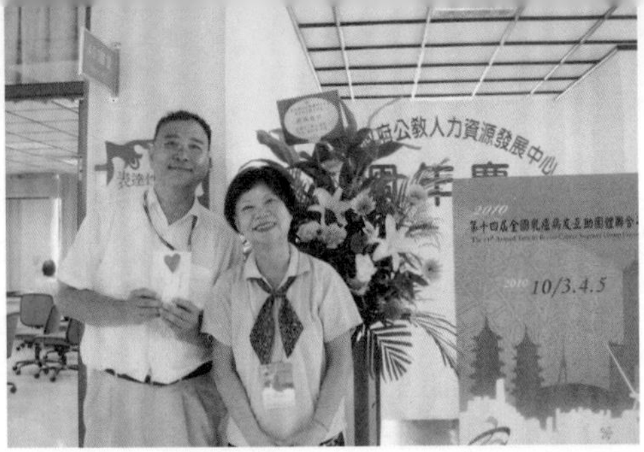

2 1
5 3
6 4

1、和聯合聯會工作坊老師合影。
2、婦癌防治宣導，369 鄉鎮走透透。
3、全球華人乳癌病友大會，和參與的姐妹相見歡。
4、聯合聯會參與的貴賓。
5、TBCA 歌唱比賽擔任頒獎者。
6、主持雙峰合唱團在音樂廳的演唱。

我在醫師的鼓勵與輔導下，九十二年與病友姐妹成立了「雙峰關懷協會」，期望所有的婦女都健康，每個小孩都有一個健康的母親，共同擁有一個健康和樂的家庭。

重新踏入新領域，一切都得從頭學起，忙碌奔波下，協會漸漸走上軌道，我也展開了新的生活，在全國各地擔任癌友的心靈彩繪老師，給予他們最溫暖的支持。

「來，大家拿起手中的畫紙，用剪刀剪出心的圖形。」這是我與病友見面的第一堂課，看著一張張陌生又帶點漠然表情的姐妹們，我想以一個簡單的方法，讓她們嶄露笑顏。

「好，大家都完成了嗎？那麼，將妳所剪下的那顆心舉起，與對面夥伴手上的心朝向同一個方向，這就是『心心相映』。」

「哇！」此起彼落的聲音開始浮現，原本素不相識的兩人因為簡單的動作，對視而笑著。看著她們的表情，彷彿浸著幸福光芒，這也是我即使患病，也要帶領病友姐妹們進行心靈彩繪課程的最大原因。更何況，與乳癌姐妹一起繪畫，精神都是愉快的。

罹癌之後，對於生命意義的問題我深思了好久，每個人在遇到生命該轉彎時，都有不一樣的抉擇。而我學會用笑容去改變別人，用關懷去溫暖每一顆顫抖的心，讓他們慢慢排除心中的恐懼與害怕，生命才能有雲淡風輕的機會。

那些一直以來被家庭、被生活綁住的理想，當去掉一些羈絆後，天空會更藍、路會更寬。這個世界不再是你難以抉擇的迷宮，不管是獨走或是攜伴同行，都能享受最美的風景。

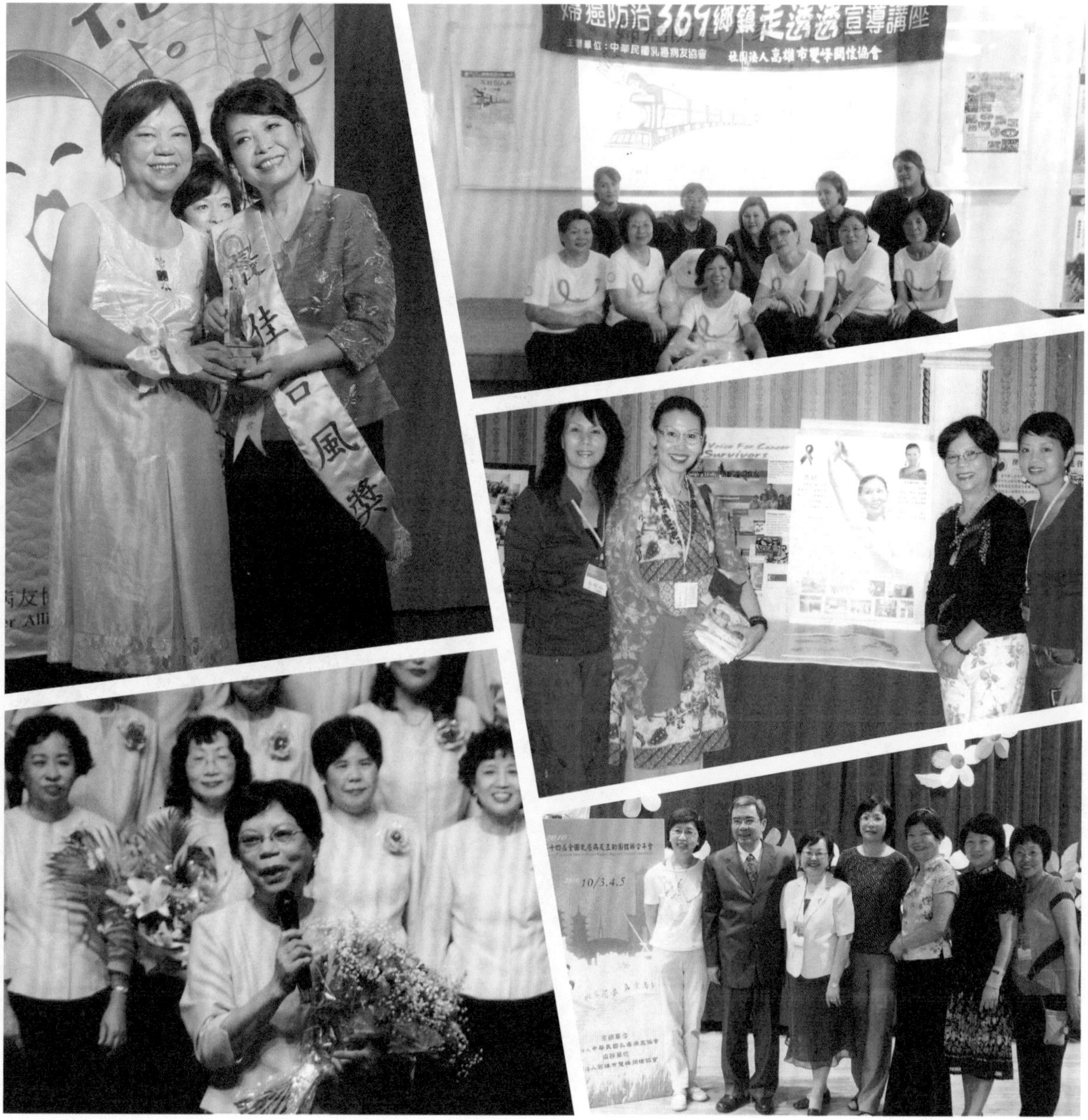
婦癌防治369鄉鎮走透透宣導講座
主辦單位：中華民國乳癌病友協會
社團法人高雄市雙峰關懷協會
Voice For Cancer Survivors
10/3.4.5

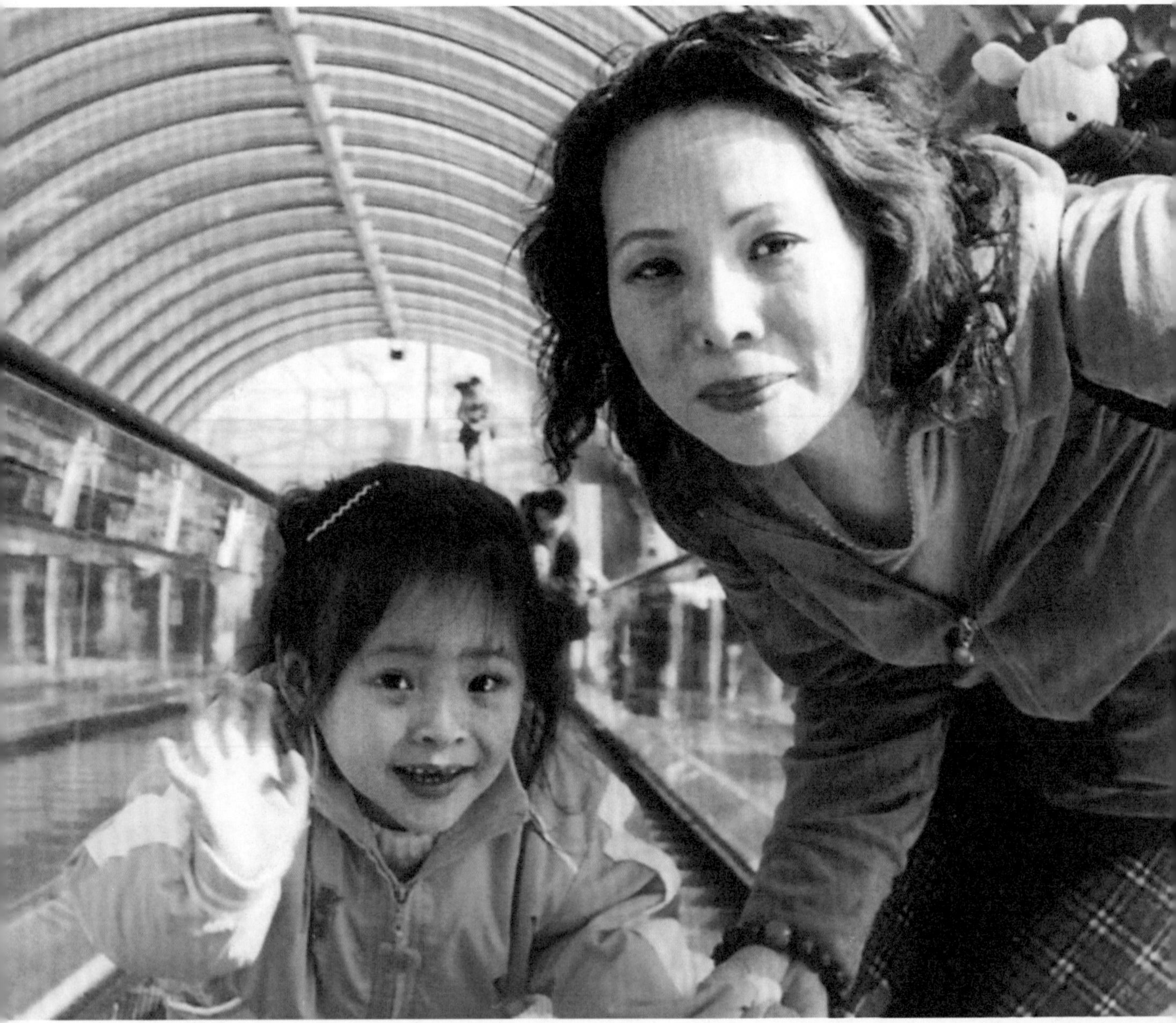

05

破釜沉舟後的美麗人生／馬自怡

只要心懷希望，勇於面對，再困難的逆境都是可以突破的。

急性骨髓性白血病
診斷時間：75年5月

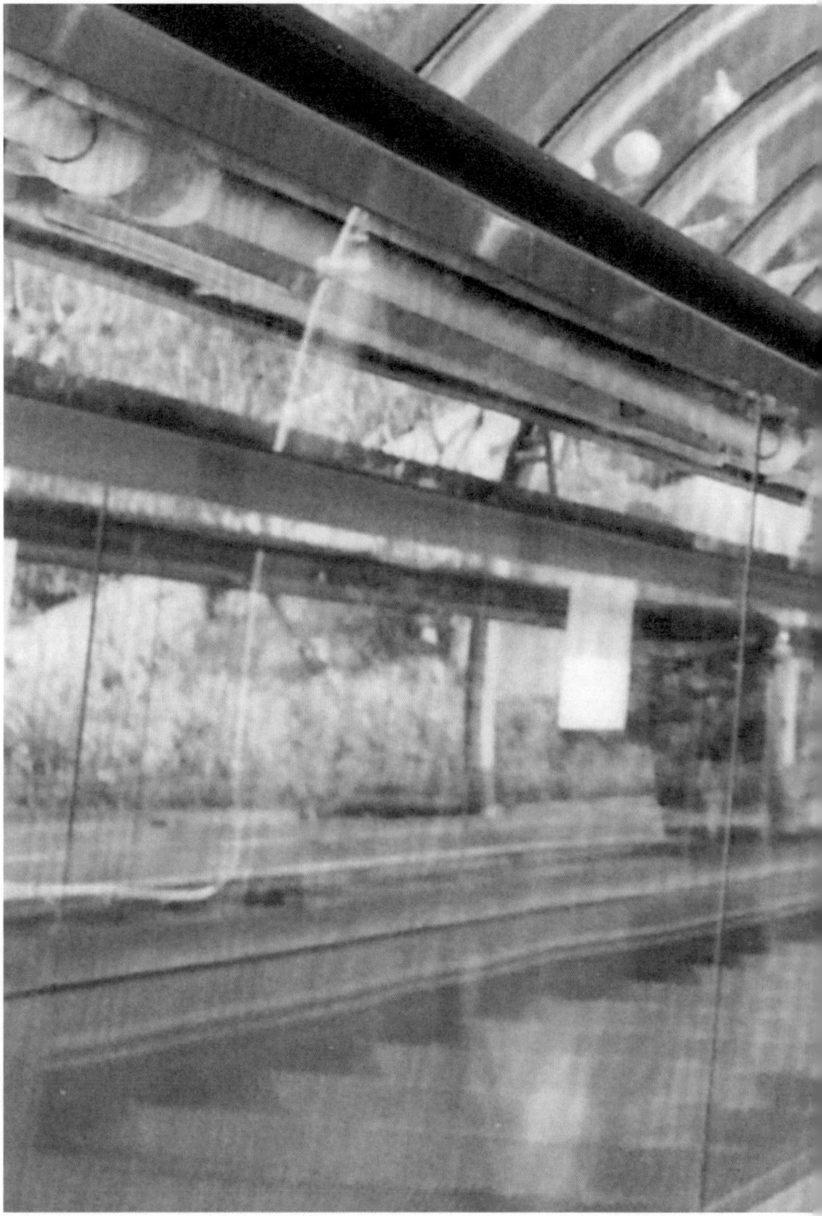

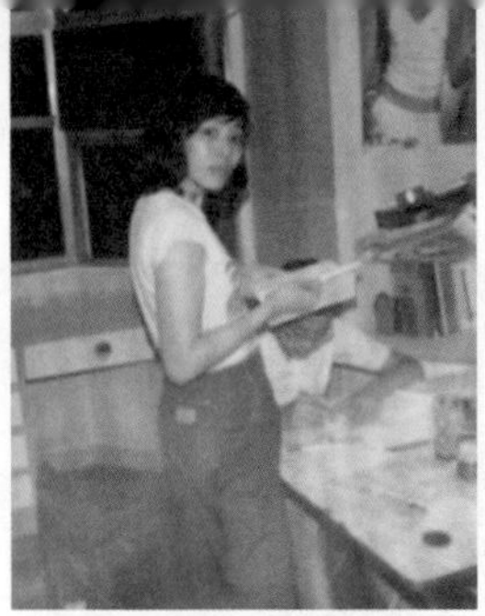

3 2 | 1
4

1、大學時代的打工生涯。
2、生病時，好友們齊來祝福，非常開心。
3、20 歲生日。
4、結婚照。

曾在書上看到一句話：「健康的身體是靈魂的皇宮，生病的身體則是靈魂的監獄。」那時沒有其他的想法，卻沒想到，有天我會切身體驗到……

結婚週年慶的一份大禮

「結婚兩週年快樂！」與先生吃著大餐，開心的慶祝著。但美食當前，牙齦腫脹的我，卻有些食不下嚥，先生掛心的看著我，要我明天趕緊去看個牙醫。

隔天一早，我就到牙科掛號，醫生檢查過後，建議我先洗牙。

剛坐上手術台沒幾分鐘，醫師的動作就都停了下來，「血止不住啊，怎麼樣都止不住啊！」旁邊的護士小姐喊出聲音，我訝異地瞪大雙眼，醫師一臉無措的樣子，讓我開始慌張。

回到家，驚魂未定的情緒在先生安慰之後，好轉了些。「別急，還不確定怎麼回事嘛！搞不好只是你想多了，沒事的。」先生安慰著。

第二天，到了大醫院接受抽血、骨髓穿刺詳細的檢查，最後證實我罹患了「急性骨髓性白血病」，是所有血液疾病中，病情發展最快的一種。必須立即進行化療緩解，此時，醫師告知有一半的機會可以存活下來，若放棄治療就只有三個月壽命。

面對這促不及防的晴天霹靂，望著淚眼婆娑的家人，我只能選擇勇敢面對，即使死生就繫於一線之間。

在磨難與活命之間

在診療間，醫師講述白血病的治療不同於其他癌症，必須使用極大

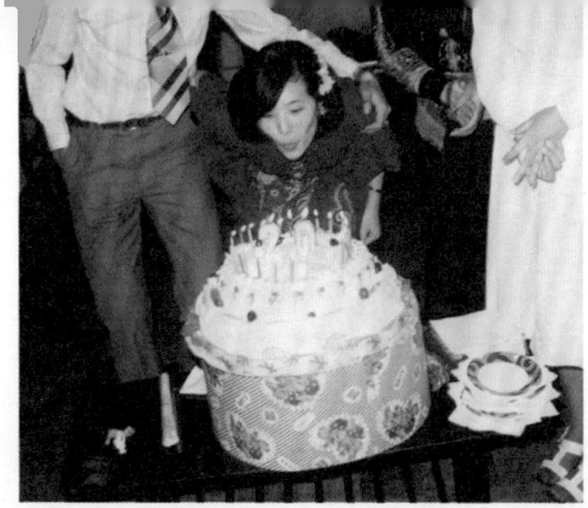

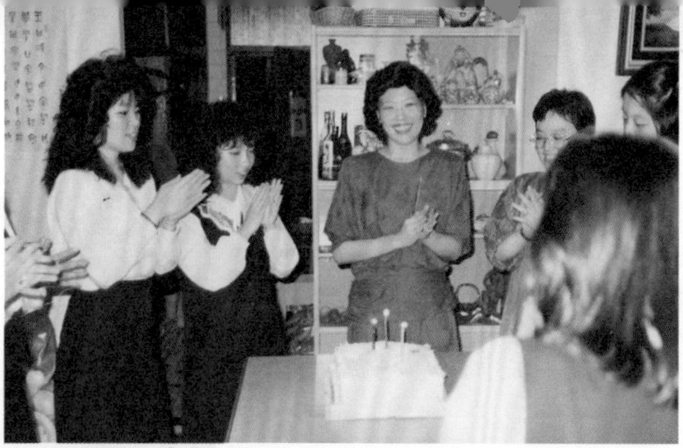

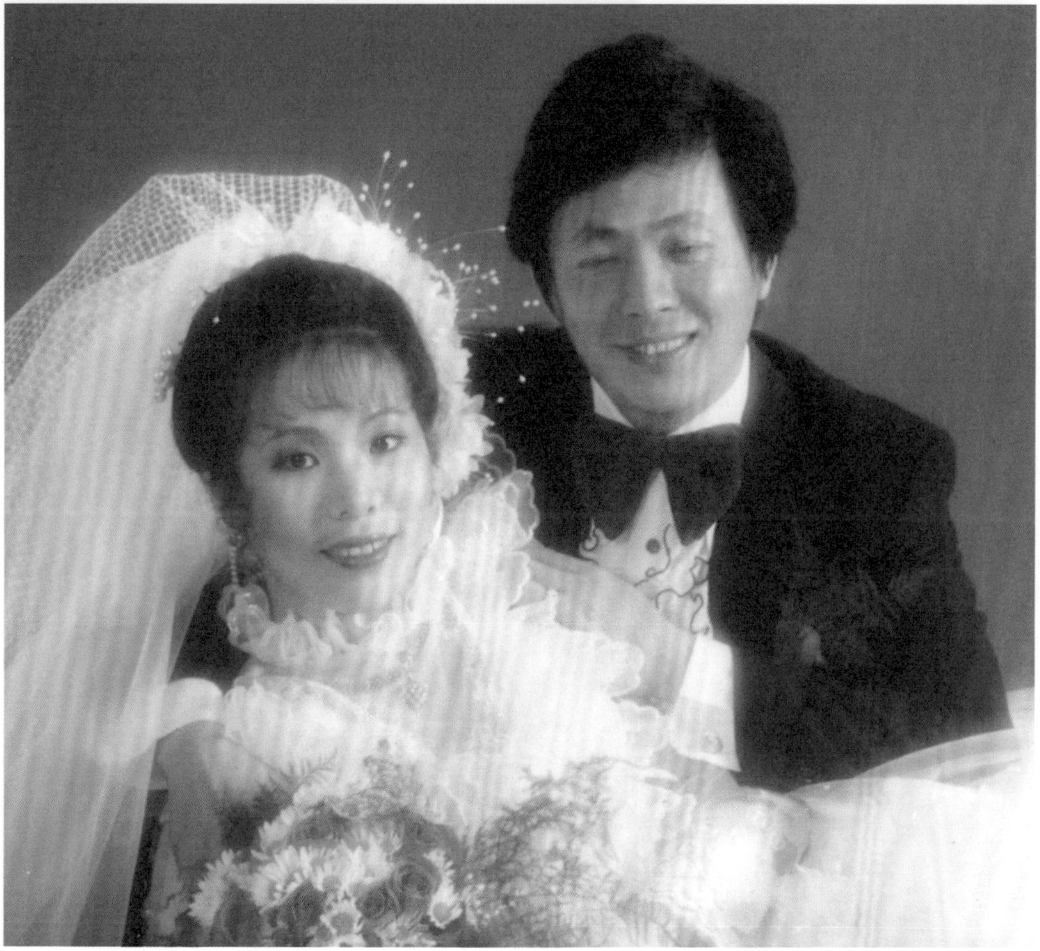

劑量的化學藥，將體內所有的血液及造血細胞殺到近乎零，因此會有一段全無抵抗力及凝血功能的空窗期，只能靠輸血延續生命。

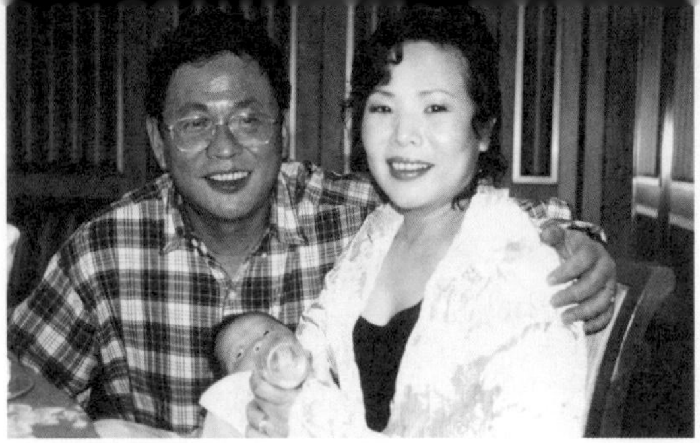

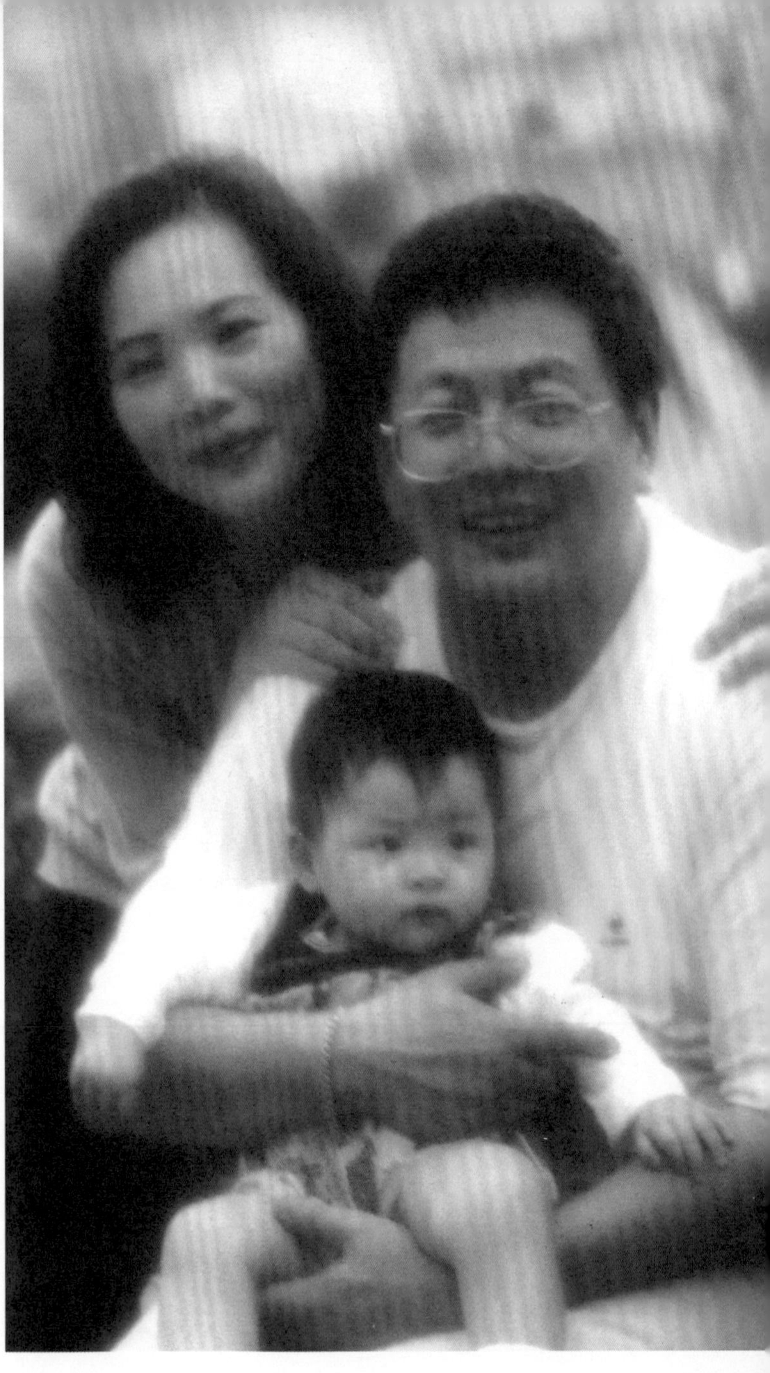

這段期間，病人因為造血細胞無法再生，要冒著感染、內出血等種種致命風險。

接受化療後的我一天天的消瘦下去、頭髮全落、口腔黏膜大片剝落、狂吐、沒有食慾，但是為了活下去，再多的恐懼與折磨，也只能默默承受，並強迫著自己繼續進食……。

也許是生命的強韌特性，總算度過這個難關，主治醫師終於在我的骨髓中找到了新生細胞，這是活下去的唯一希望。

置之死地而後生

那一夜，明明近在咫尺，我們卻像隔著星系般的遙遠。

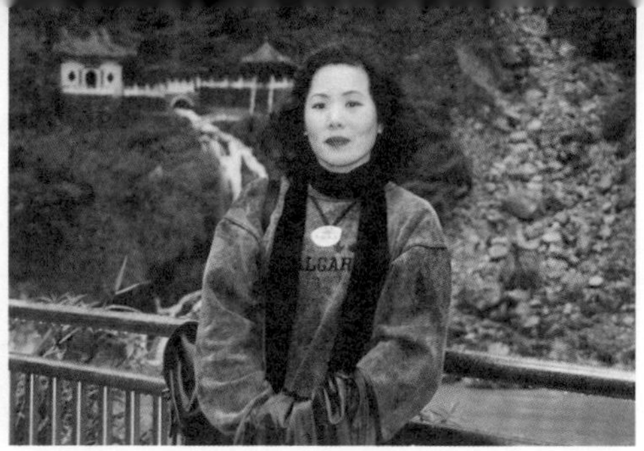

3 | 2 1

1、幸福的全家福。
2、女兒雙滿月，她是我拼了命得到的珍貴禮物。
3、遊山玩水，覽寶島之美。

我突然感覺自己漂浮在一道沒有重力的白色光廊中，那種身心完全沒有一絲負擔的幸福感，似乎鼓舞著我繼續往前。但就在那時，老公的聲音傳到我耳裡，終究還是捨不得離開他啊！

後來聽先生說起那時的情景，似乎真把他給嚇壞了。

「自怡，自怡，你醒過來啊！」他不停叫喚著我的名字，深怕我就此而去。

當時他正看著書，突然我的病床劇烈的搖晃，病床上的我用力的喘息著，接著我沒了呼吸、停了心跳。他趕緊按下急救鈴，值班醫生與護士拿著器材衝過來搶救，進行電擊。

終於，有了生命反應。但因為電解質失衡，肝功能崩潰、膽色素狂飆，我的身體活像一具金黃色的木乃伊，而且意識不清，不認識身邊的人，滿嘴胡言亂語。醫生也非常著急，所有的用藥都沒有功效了，於是他們決定放手一搏，停下所有的藥物，讓我的身體休息，或許能挽回一線生機。

此時，病危通知一張張如雨點般向家人們襲擊，他們只能一邊祈禱、一邊聯繫葬儀社……，全家陷入恐懼的深淵。

幸運的是，經過時間的休養和漸進灌食，我的神智終於恢復，狀況越來越好，拔掉氣管內管、導尿管、鼻胃管，開始能跟旁人說笑，用沒什麼力氣的拳頭朝先生揮舞著。

骨髓移植的殘酷抉擇

自從最初的診斷結果出來，經歷多個難關，住院已屆兩個多月，除了我的身體逐漸康復外，醫藥費也不斷累積，為了做階段性的結帳作業，醫生准許我們回家一晚。

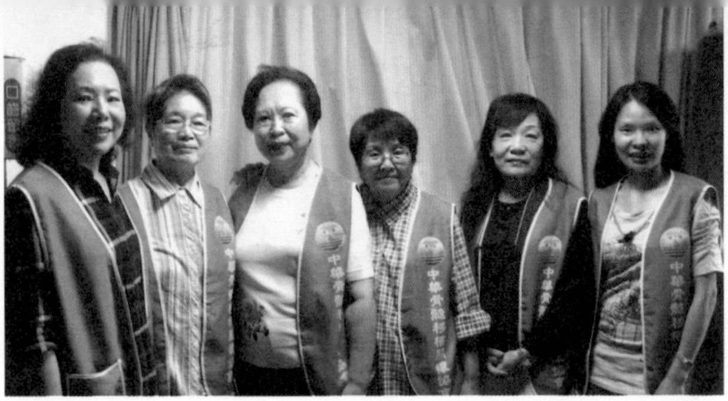

6 5 4 | 3 1
7 | 2

1、2、7、看著女兒漸漸長大，是我最大的欣慰與驕傲。
3、蕭秀護理長（左二）是我病中對我極其關心與照顧的慈祥長者。
4、20 年來，身後這二位偉大的男性——曾成槐醫師與我的先生，是我重要的依靠。
5、與北榮血液腫瘤科前主任陳博明醫師合影，我們已是 30 年老友。
6、與北榮血庫主任邱宗傑醫師合影，經由他的急救，我才能留在人世，是我的救命恩人。

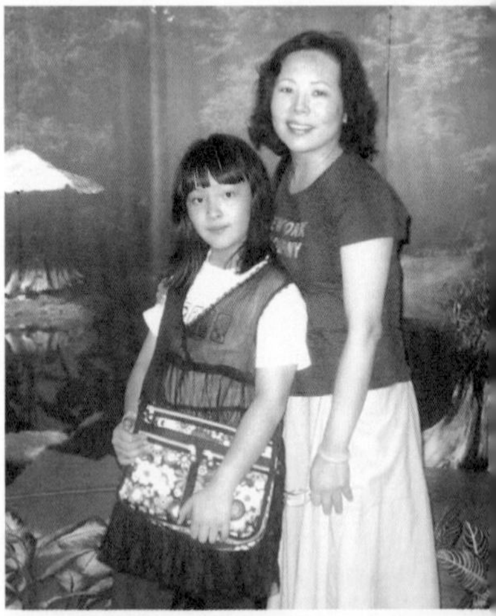

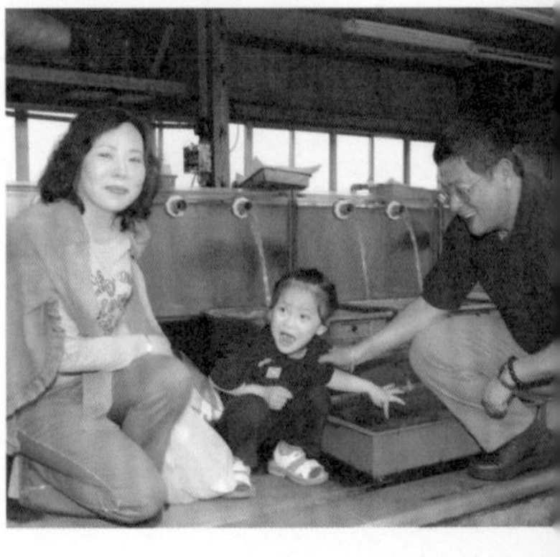

因長期臥床，我已無法行走，先生抱著只剩三十幾公斤殘弱身軀的我，回到我們共同的窩，內心百感交集，簡單用餐之後便早早休息。隔日一早，當陽光照拂在身上時，我們又驅車回到醫院，繼續進行治療。

「下次回家，還會是兩個人嗎？」無形的壓力籠罩著我們，彼此之間似有默契的不打破這份寧靜，深怕任何的聲音，就會讓這一刻的幸福轉瞬即逝。此時，手上傳來先生緊握的溫度，一切似乎又有了面對的勇氣。

緊接著，好幾次的化學治療後，醫生周而復始地確認壞細胞的數量已趨近於零時，又來一個生死選擇落在我身上——要不要做骨髓移植？骨髓移植後，有一半的機會可以遠離病痛痊癒；但也有一半的機會會因感染或無造血功能而與世界生死兩隔。

當時我想，重複的做化療是一種消極延續生命的方法，而且終有失效的一天。我不忍家人為了我，打亂作息以及該有的人生規劃，於是抱著破斧沉舟的決心，做了移植。

生命中的美麗奇蹟

骨髓移植後，又經歷了多次性命交關的考驗，但總在最危急的時刻

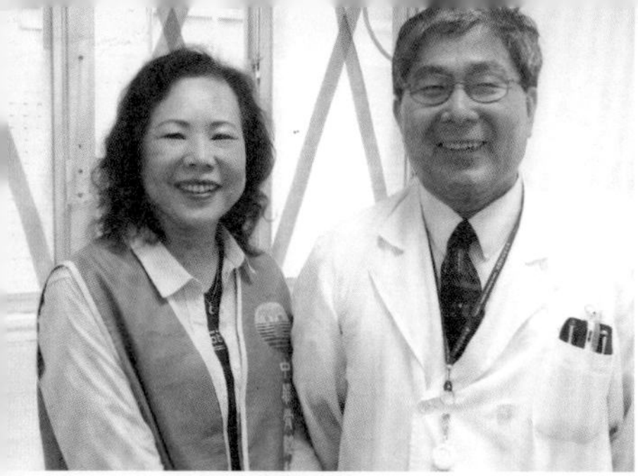
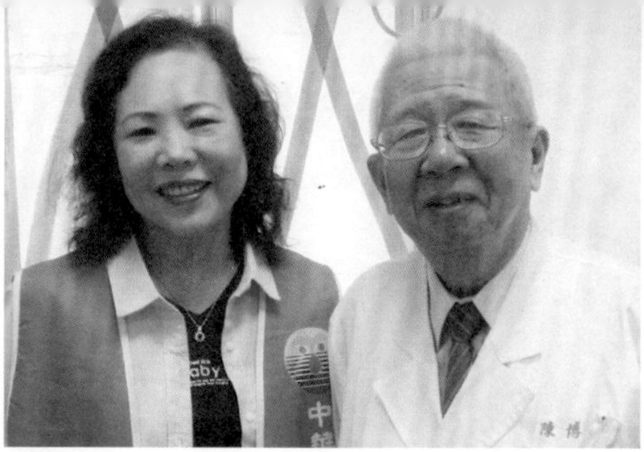
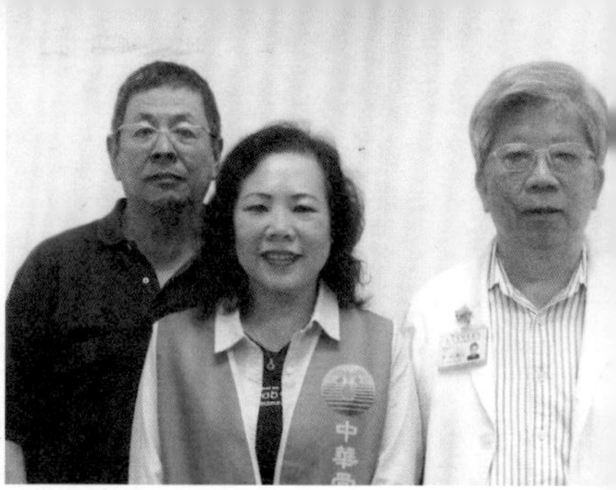

又化險為夷了。但是，有件事一直懸在我心頭——沒有成為母親，是我一生中最大的遺憾！醫師表示這會使免疫功能產生重大變化，有可能會再次面臨白血病的驚險賭局。

雖然又要再一次經歷命運的考驗，但想著這個遺憾會伴我至老，與先生幾番討論，經過內心劇烈的掙扎後，下定了非做不可的決心。承受著數不盡的針藥折磨，耗盡所有氣力，經歷九死一生，美麗奇蹟在預產期前六週降臨到我們身邊，是一個漂亮女兒。

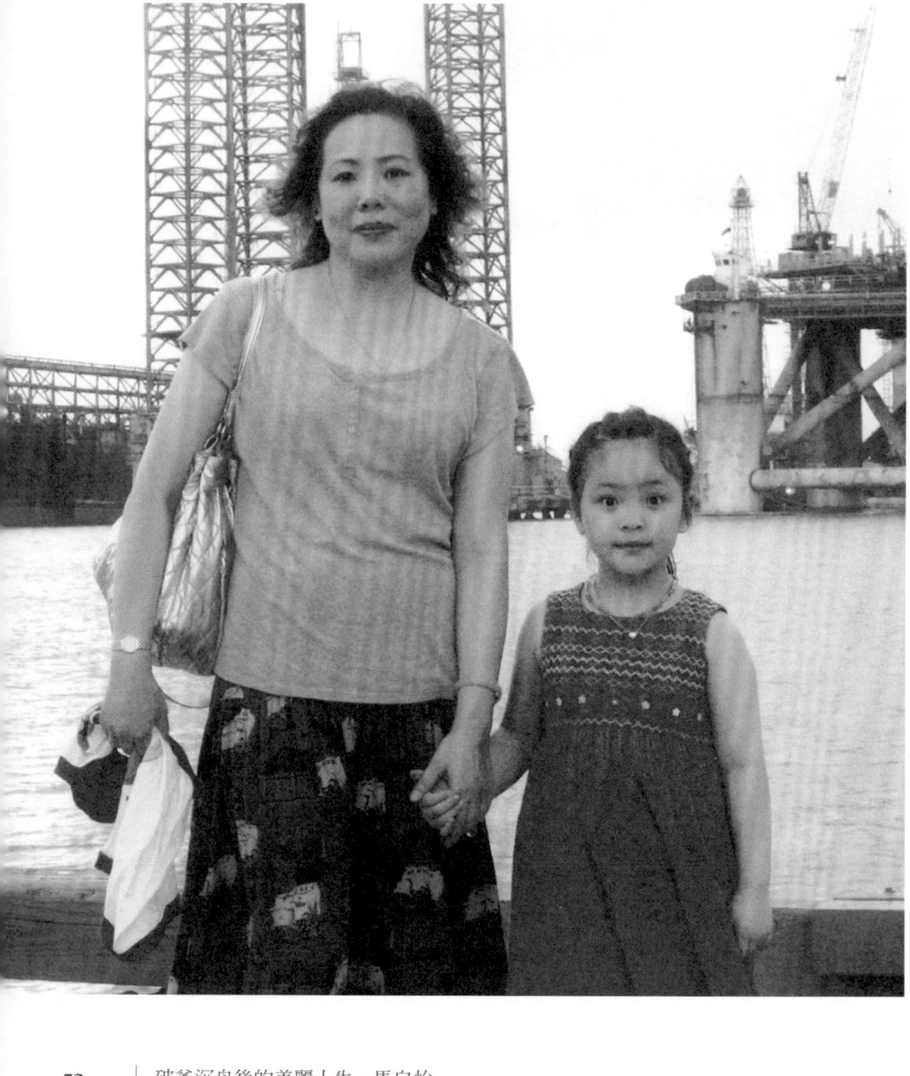

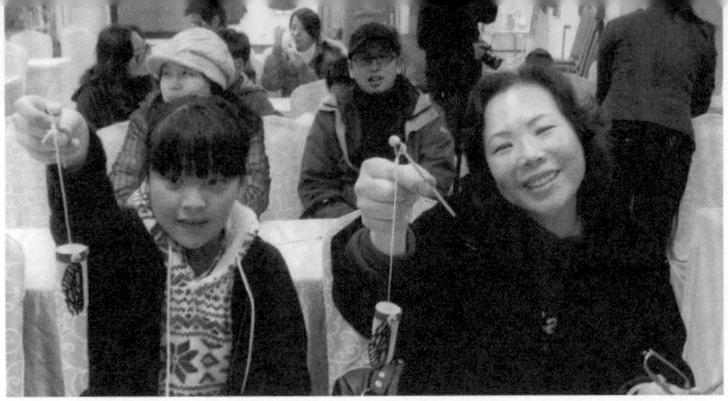

2 | 1

1、與女兒的生活點滴。
2、全家都發福了。

現在，女兒已亭亭玉立，十五歲了，我罹病也屆滿三十年。再次重生，我們一直用感恩的心活著。

想等到孩子再大一點時，仔細的說給她聽。生命的脆弱與韌性，抉擇的艱難與勇氣，才能得到最珍貴的禮物，體會珍惜的意義。

民國七十九年，天蠶協會（骨髓移植關懷協會的前身）成立了，草創之初，我加入了志工的行列，參與許多活動與討論，相互加油，排解心中壓力。雖然之後我為了生計返回職場，但仍持續關心協會動態。如今女兒在外求學，減少了在旁照顧的時間，我可以重回協會再次加入志工的行列，以自身奮力抗癌的經驗與病友分享，鼓勵他們積極樂觀的面對挑戰。

在這場生命旅程中，我的主治醫師——曾成槐是指引方向的一盞明燈。每當面臨生死挑戰時，曾醫師的臉上總顯露永不放棄的堅毅，他說在我的身上，也看見了奮戰到底的勇氣。我何其幸運遇見了曾醫師，培養出相互信任支持的醫病關係，幫助我在人生關卡中，一路過關斬將。還有一路陪伴我、照顧我的另一半及所有家人。如此奇特人生，有喜有悲、有笑有淚，我堅信我還有任務尚未完成，現在，我要帶著重生後的勇氣，把愛傳播出去。

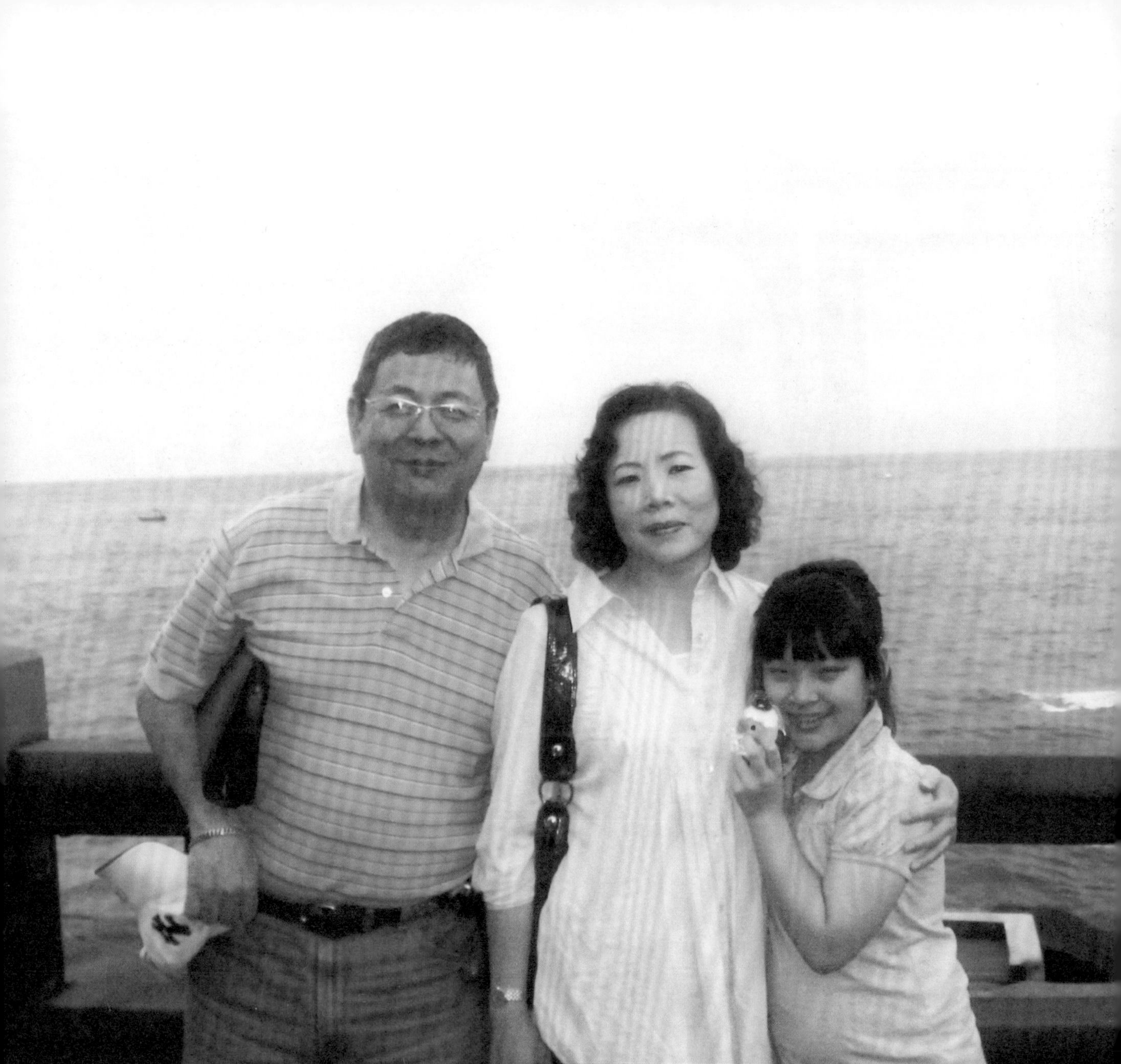

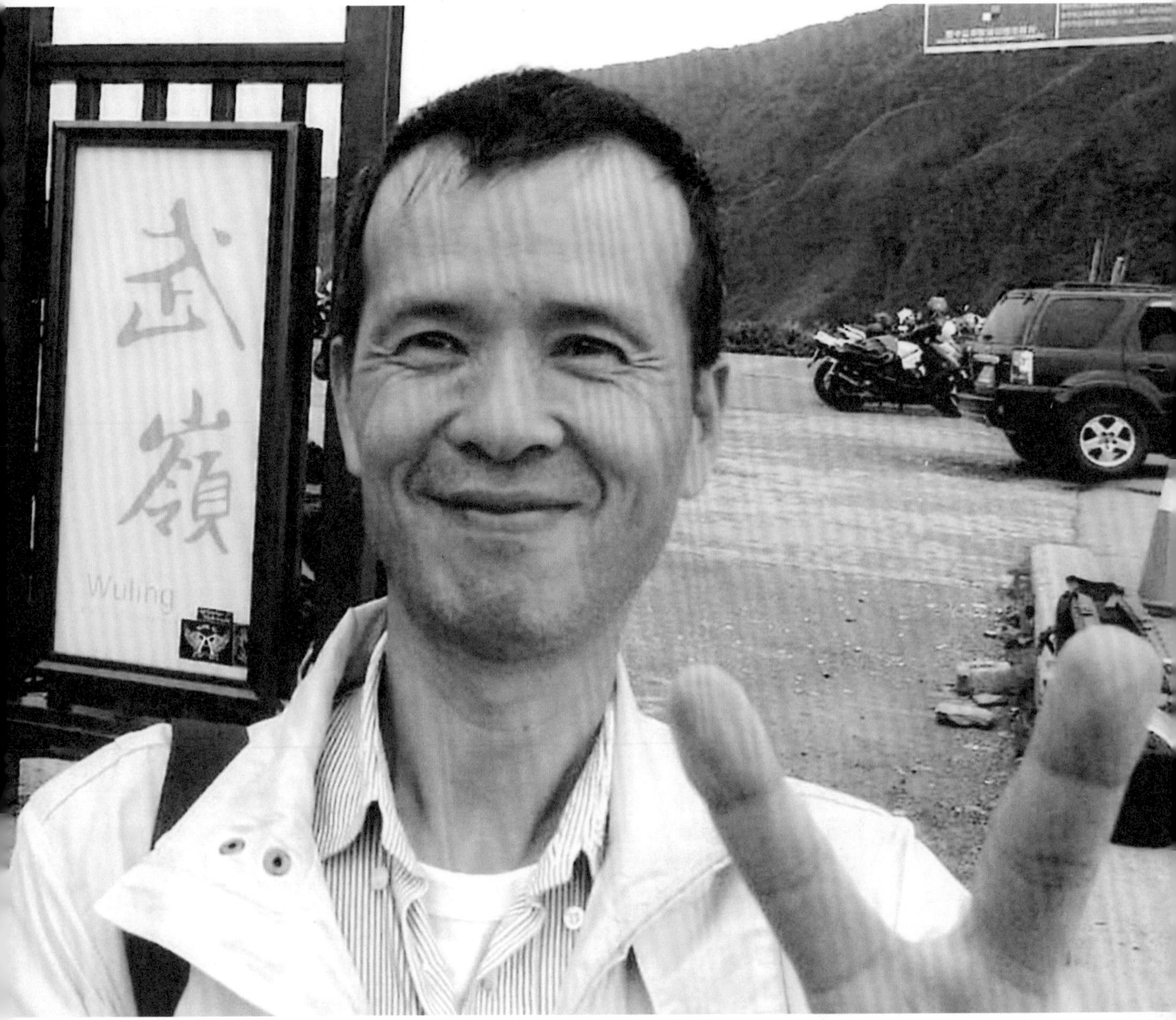
武嶺
Wuling

06

癌不孤單，擁抱世界讓愛永傳

／張竹川

活一天、算一天。每一天、真實過。關關難過關關過。

肝癌 末期

診斷時間：102年2月

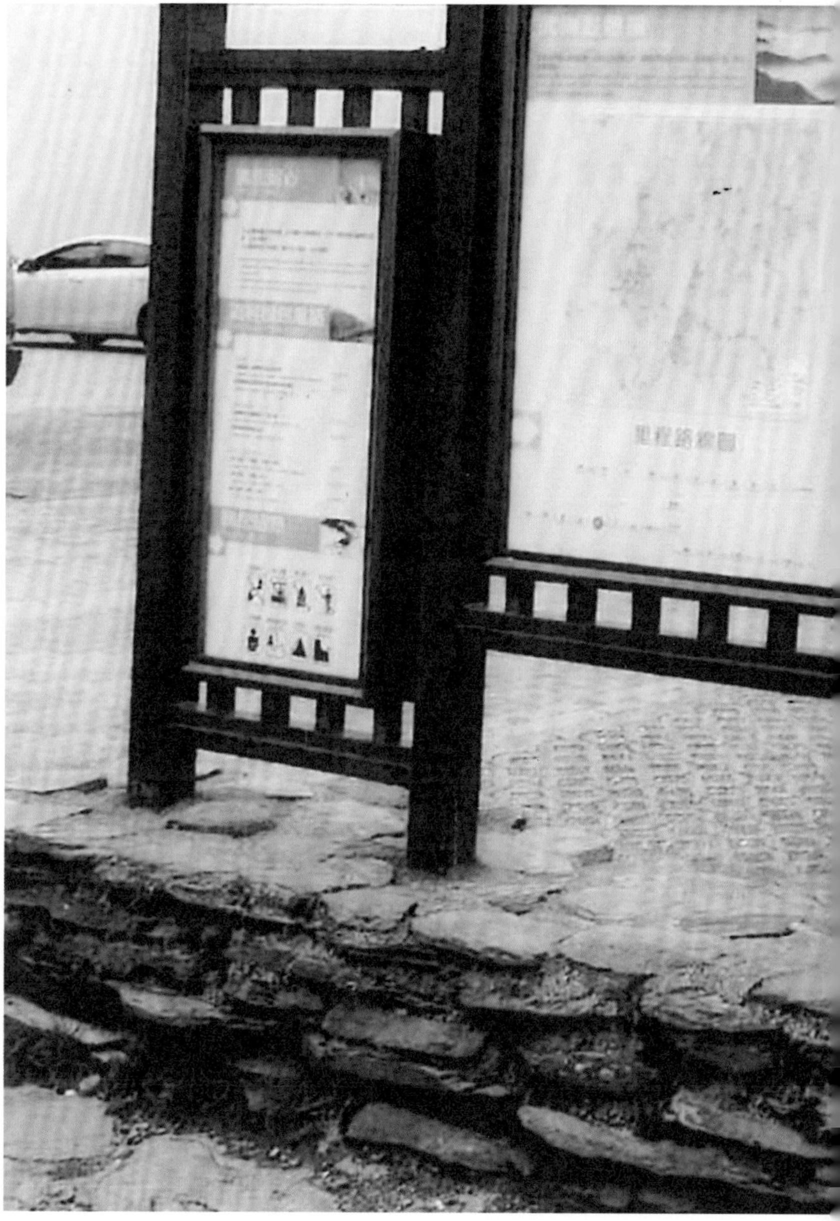

2 1

1、中年拼事業時，也會注意運動，維持身材。
2、年輕的我是海軍陸戰隊的一員。

正值壯年的我，原本有一個美好的生命旅程，妻子、兒子、房子、金子、車子，「五子登科」的完滿人生，以及穩定的事業，萬萬沒想到，生命在五十歲時出現大轉彎，讓我從天堂跌入地獄……

五子登科的人生，就此急轉彎

「老闆，我拿冬被來洗了，氣象預報說這週末寒流來耶！」

中秋剛過，許多客人紛紛抱著厚重的棉被，出現在我的店門口，街坊鄰居的衣物和被單，都是我服務的內容，讓他們穿得舒適、蓋得溫暖，是我的工作，也是我的責任。

婚後二十年來，從事洗衣業的我，每日兢兢業業，奮戰到打烊休息，只為了給家人最好的生活，由於業務繁忙、工作壓力大，忽略了乾洗劑的化學毒性，而未自我保護導致慢性中毒！在毫無預警的情況下，病魔已悄悄上身。

民國一百年的春天，一如往常地洗衣、晾衣，突然間口吐鮮血，隨即意識不清，家人們著急地將我送往臺北慈濟醫院就醫，好不容易甦醒後，卻被醫生告知是肝癌末期，生命只剩下三到五個月的時間！當下完全無法接受這個殘酷的事實，我只覺得周遭變成一片恐怖的黑暗與絕望，好像有一張巨大、厚密的網牢牢捆住自己，無法逃脫、也無力求救，人生也由一片光明走向灰暗。

罹癌前，總是認為自己的人生還有許多時間，也都有完整的生涯規劃，每日為追求理想而奮鬥；生病後，我的人生迅速變色、轉向，一切的人生規劃嘎然而止！

剛發現自己是肝癌末期時，對醫生的病情解說都一知半解、對自己

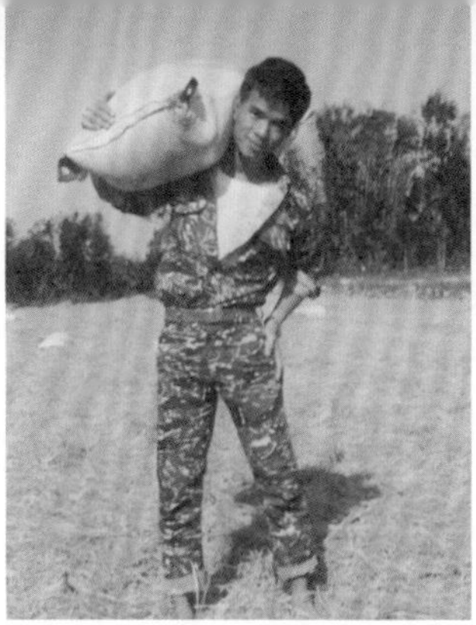

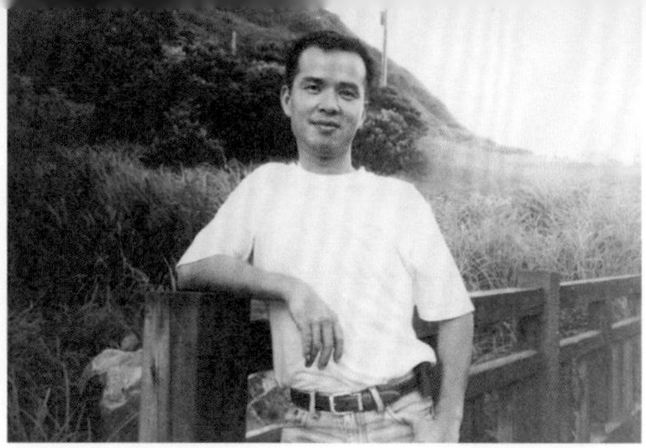

的未來也無法掌控，加上病情惡化及家人病後疏離，我必須獨自面對肝栓塞的疼痛無助，二十多次刺骨錐心的肝動脈化學治療，身心俱疲、萬念俱灰之下，讓我感到恐懼、孤獨與無助，「放棄」的念頭隨時即將爆發。

「人在天堂，錢在銀行……」這句話縈繞在耳，辛苦一輩子的事業，就要成為幻影了嗎？我還有時間完成那些夢想嗎？

三項心得，支撐抗癌意念

所幸在四十多次的放射治療中，慈濟腫瘤關懷志工殷殷引導下，發現一條光明之路——臺北慈濟醫院的癌症資源中心，那裡的醫護人員與志工就像一盞盞的明燈，重燃我即將熄滅的心。

「醫生或許可以醫病，但是『醫心』要靠自己改變觀念，重建信心。」我逐漸放掉無助、無力、怨恨與不滿的負面情緒，重新接受生活的一切，學習與癌「共處為友」，常鼓勵自己「活一天就賺一天」。

有感生命的無常，怕隨時會與家人永遠的告別，於是體悟到，再多的財富都無法承受接踵而來的癌細胞侵襲，我決心改掉許多不好的生活習慣……。

有了堅強活下去的信念，同時，也要有正確的治療觀念，所以，我查閱許多相關書籍，也常與護理師討論，充實疾病的相關知識；並且調整自己的生活作息。我期勉自己要努力活著，絕不能向死神低頭，不讓別人看出來自己是重症瀕死的人。

因此，我歸納出三項心得。首先，積極尋找能幫助自己的資訊，安心接受醫生的建議與治療，拒絕非正統醫療行為與藥物。其次，決心改變飲食與調整日常生活習慣，像是絕不吃生、炸、烤、醃漬品

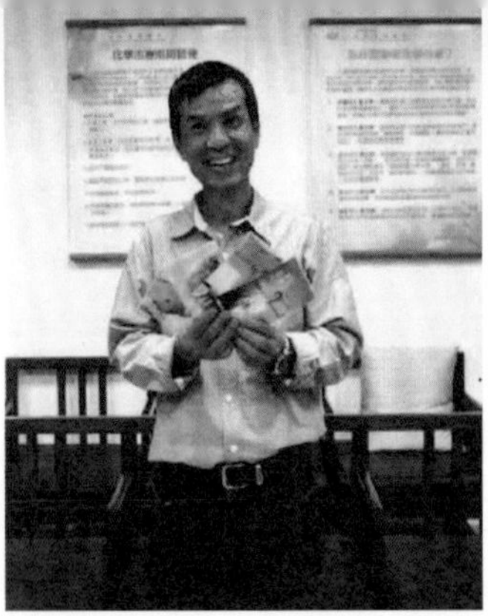

1、樂活志工，常保喜樂心。
2、與友人一同感受大自然的洗禮。

與加工再製品等食物，遵循醫師指示「吃飽、睡好、營養要顧好」。體力許可下至戶外走動，提昇免疫系統能力。

最後，一定要調整心態，治療期間的生理、心理都承受極大的煎熬，面臨死亡陰影之下，勢必產生恐慌、恐懼的壓力，這些負面情緒都需要堅強的意志力來支撐，才得以度過漫長、艱辛的肝癌治療過程。

未完的責任——我要照顧「牠」到老

「汪、汪、汪」，清脆而凌厲的吠叫聲劃過天際，這是 Ruby 對於主人罹病的悲鳴，Ruby 因為後肢癱瘓行動不便，必須靠輪椅才能行走，如今連最疼愛牠的主人也倒下了，不禁對著天空傾訴，老天爺怎麼如此不公平？

Ruby 是我收養的流浪狗，也是支持我走出陰霾的動力，Ruby 小時候被鞭炮聲驚嚇衝到馬路上，一輛呼嘯而過的機車輾壓了牠的後腿，導致後肢癱瘓，終生只能靠輪椅行走，獸醫師建議我讓 Ruby 安樂死。

當下我斷然拒絕，因為我堅信 Ruby 能度過難關，並且堅強的活下去，如今證明牠的存在，確實是支撐我面對病魔的勇氣來源。

當時的牠，用堅定的眼神看著我，彷彿訴說著「癱瘓都可以用輪椅代步五年多了，你區區這點病痛算的了什麼！」於是我下定決心一定要康復，要照顧 Ruby 到老！

或許是這樣的堅持，讓我的心裡更加踏實，更有勇氣面對治療，回憶起抗癌的日子，Ruby 總是在身旁默默守護我，在病床上看著 Ruby 的照片，就感覺得到了很多正能量。

尤其 Ruby 玩耍的影片，更能強烈感受到牠堅強求活的信念，我們鼓舞著彼此，約定好要一起度過接下來的時光，即使身體不再健全，行

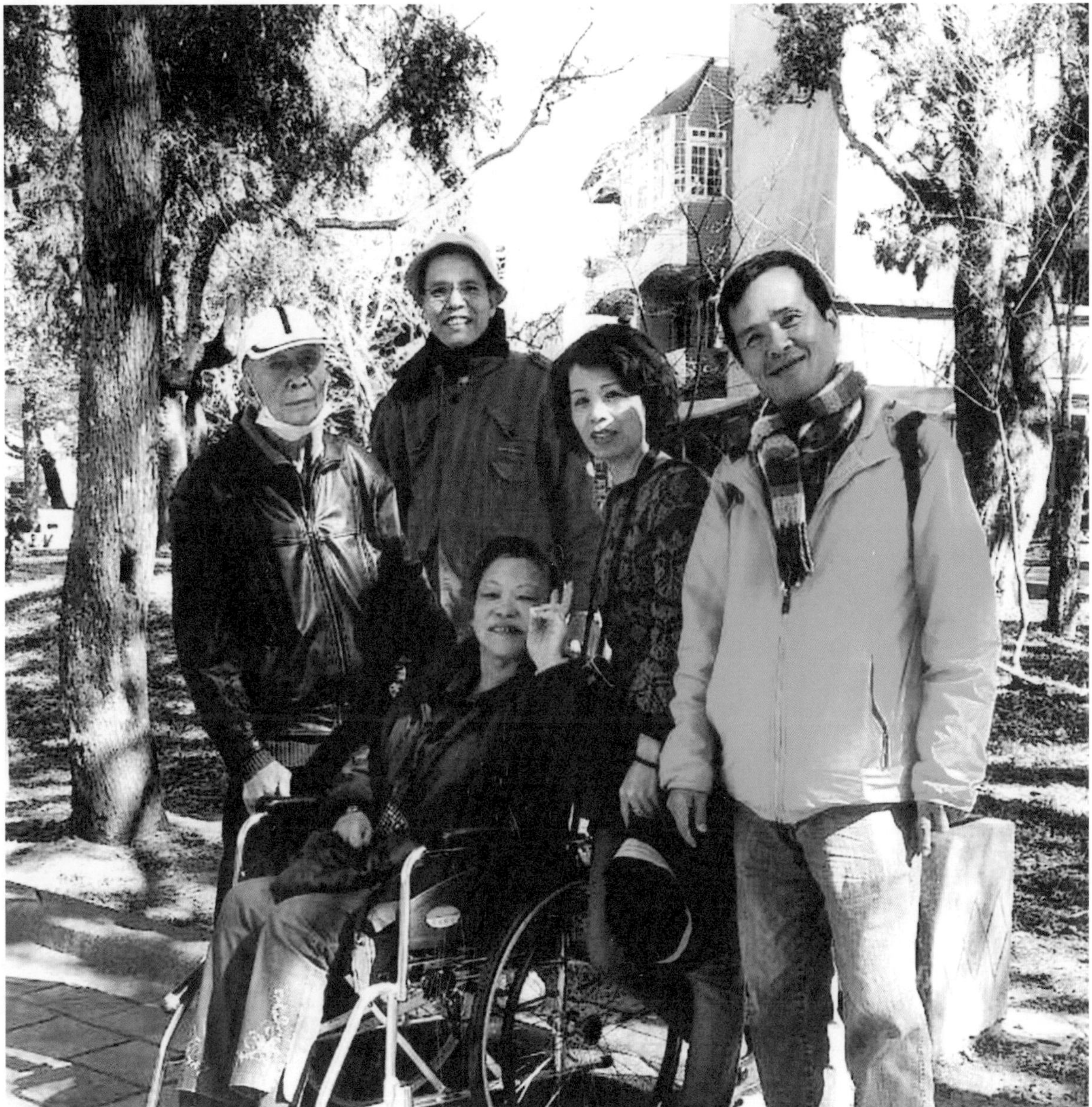

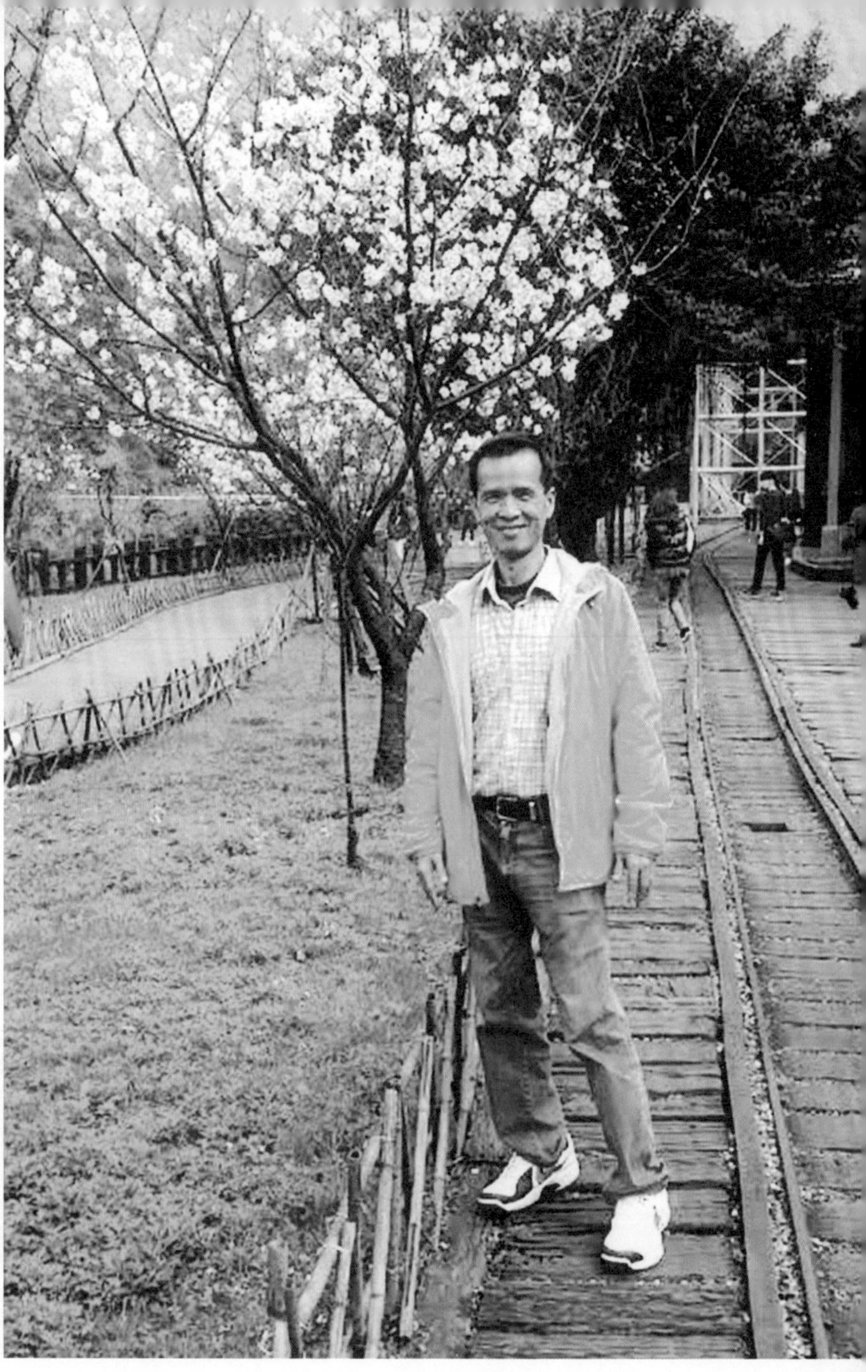

3 2 | 1

1、外出踏青。
2、放射腫瘤科常佑康醫師鼓勵我發好願、做好事。
3、癌症資源中心廖孟華護理師向我解說癌症相關資訊。

動不再敏捷，只要能緩慢的移動每一步伐，依然能走向光明的未來。

互相依靠、陪伴，就是抗癌路上最好的支持。

打消負面念頭，再次浴火重生

治療初期，因為鼠蹊部人工血管的不適與化療的影響，許多平時看似簡單的事，如：蹲下、跑步、提重等，通通不能做；肚子不斷的脹氣，腳抽筋、身體的痛楚及心理的壓力，晚上經常失眠，又加上無法自由行動，心情更為低落。

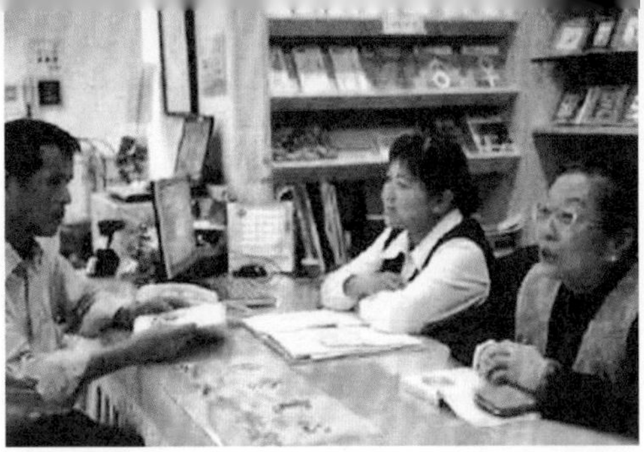

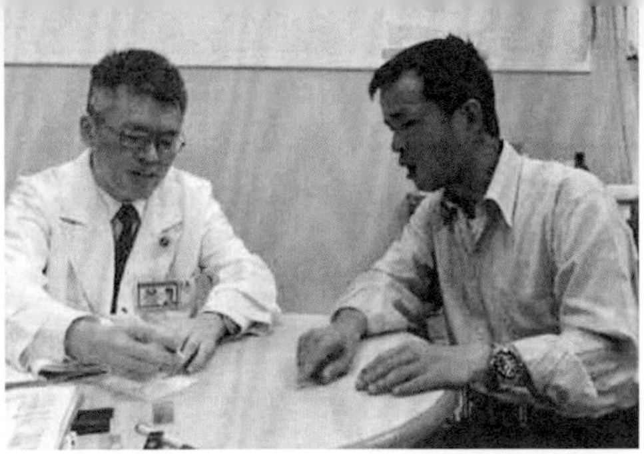

在接受肝動脈化療近兩年後，因為化療導管感染，引發肝動脈血管發炎，治療被迫中止。接下來的一年，腫瘤又逐漸變大，肝癌指標的胎兒蛋白指數升高到四萬九千多，考驗似乎永無止盡，一波未平一波又起向我襲來，所有的失意與負向念頭，由腦中全部傾瀉而出，這時，癌症資源中心適時出現，讓我在治療過程中所產生的失意、放棄的負面念頭，有了抒發管道與支持的力量。

在慈濟醫療團隊的努力下，以及志工們給予源源不絕的正向能量，經歷二十二次的放射線治療後，腫瘤縮小了！總算讓頑強的癌細胞屈服！數度與死神交手，我浴火重生、愈戰愈勇！

讓愛傳承，延續生命的價值

民國一〇二年十月三日在腫瘤團隊的評估下，施行右葉肝腫瘤切除手術，術後恢復良好且胎兒蛋白指數持續下降，至今皆維持在正常範圍內。非常感謝臺北慈濟醫院的醫療團隊，始終沒有放棄我，關懷志工更驚嘆我是「醫療界的奇蹟」！

病後穩定期，我利用自己有限的生命和疾病經驗來輔導癌友，重啟癌友對生命的盼望與熱忱，在我的分享之下，癌友的心情與病情都更加穩定，也重拾了對生命的信心！

「竹川陪著我掛號、等門診、幫忙選醫生，整個人非常的熱心，如果我有能力的話，一定會跟隨他的腳步，做同樣的事情。」我曾經陪伴過的癌友梁仙壽，曾經如此形容我，讓我更加明白分享的意義——用陪伴讓人感受溫暖、不孤單，可以擁有更多勇氣面對病魔。

證嚴法師說：「人生無法掌握生命的長度，卻能自我拓展生命寬度與厚度。」

每當看見家屬感謝的眼神，心中又增添一份成就感與責任！現在我終於明白，我的生病就像是化了妝的祝福，不僅讓我更加熱愛生命，也期待能像種子一樣，種下愛的關懷，等待發芽茁壯後，能遮風擋雨，如同為癌友指引康復之路，在此之後更開枝散葉，讓更多癌友加入志工行列，從受助者成為助人者，一起積極擁抱世界，將這份愛永傳！

2 | 1

1、擔任癌症志工，分享自己的抗癌經驗，鼓勵癌友勇於面對生命的挑戰。
2、與友人一同出遊。

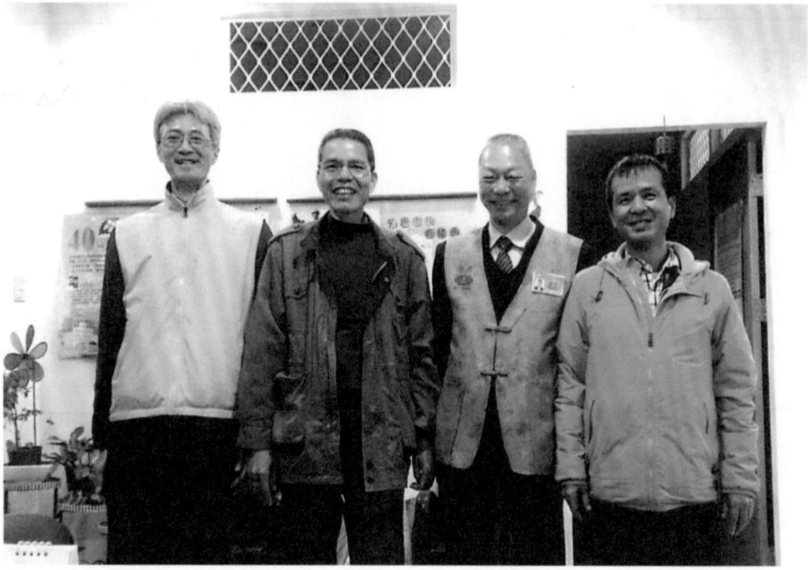

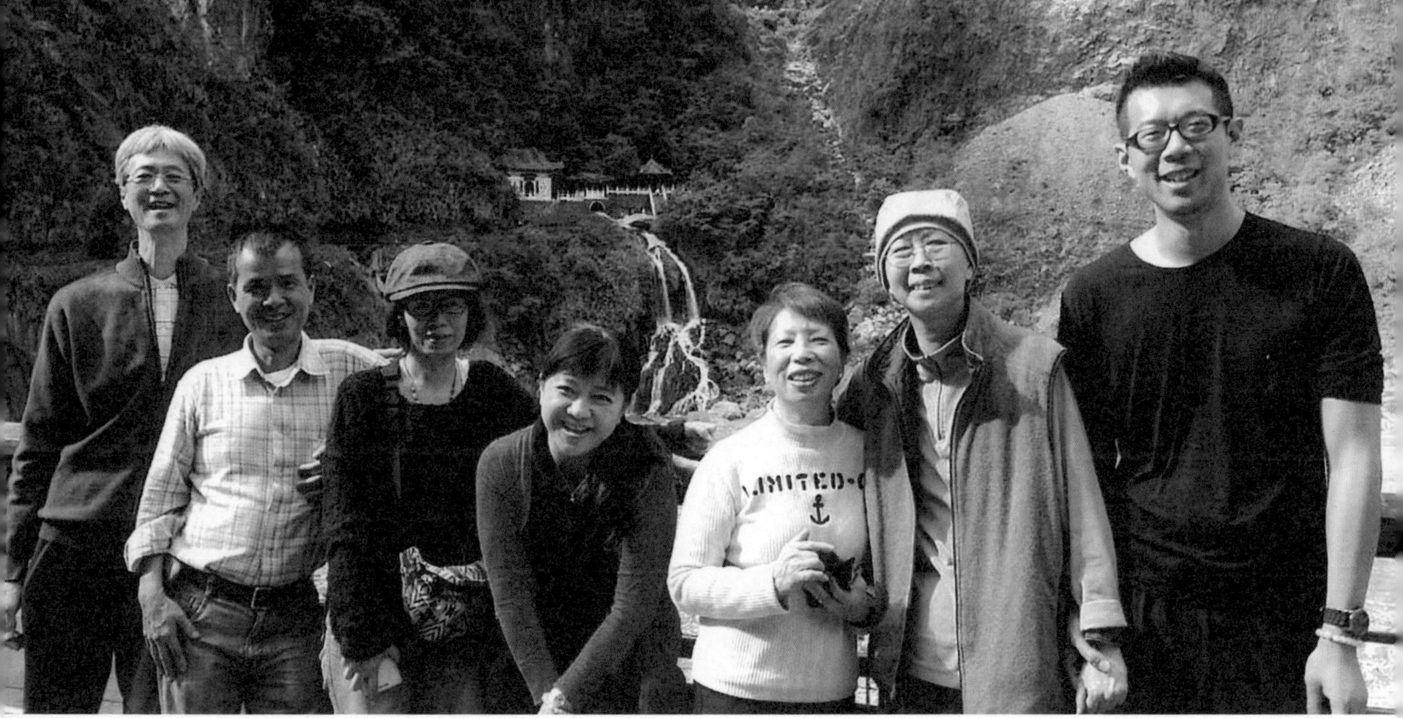
LIMITED-C

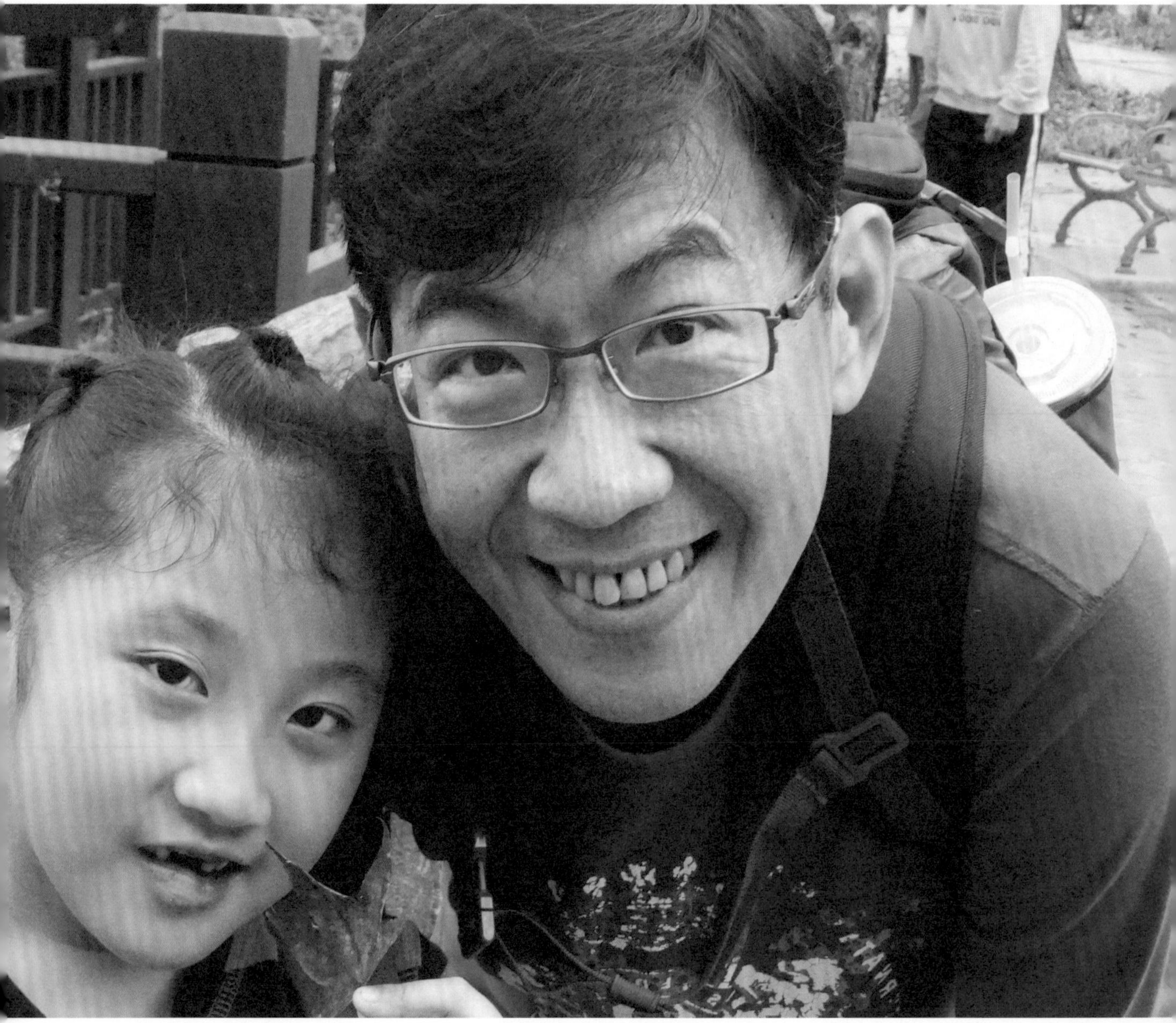

07

從谷底再次向上的新生命

努力還有一半機會，放棄了就什麼都沒有了！

楊長輝

多發性骨髓瘤 末期
診斷時間：99年12月

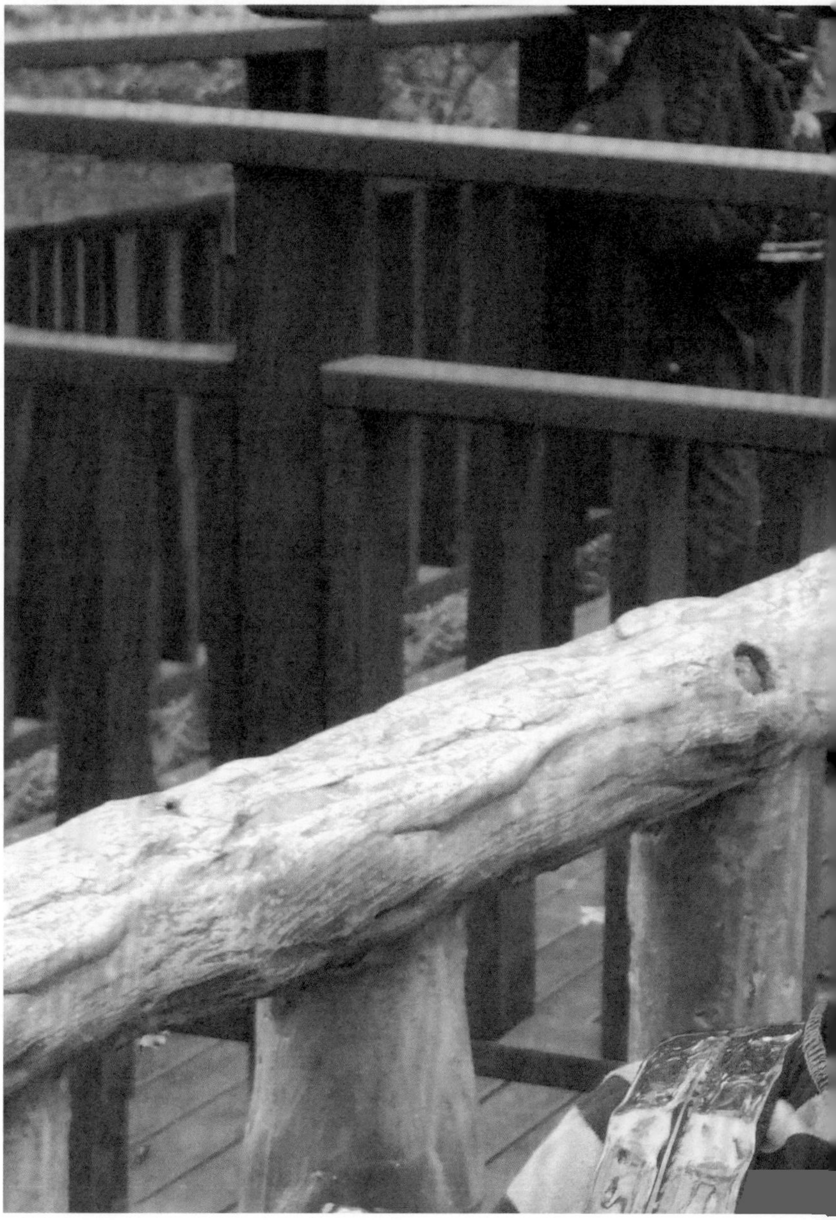

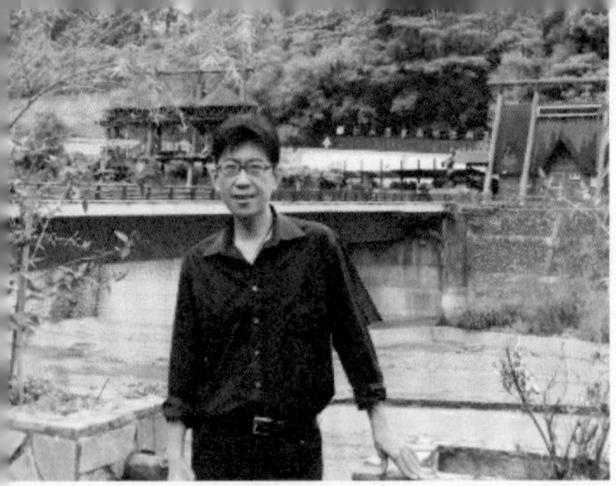

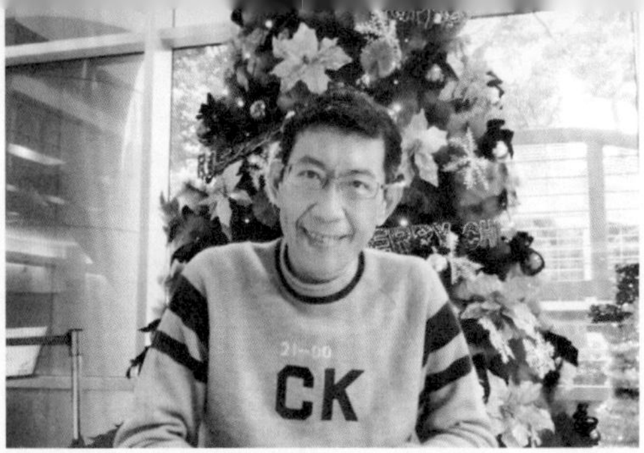

三次病危通知、五次骨髓移植、七次化學治療，這道生命密碼該如何解？

生命起了「化學」作用

發病初期，我開始無法久站、頸部無法支撐頭部的力量、時常體力不濟，一次開車前往教課的路上，與前車的猛烈撞擊聲，把打盹的我給驚嚇醒了，百思不得其解，明明起床不到一小時，居然能在等紅綠燈的短暫時間裡睡著了！

醫生親口說出我罹患癌症時，我已經無法行走，坐在醫院的輪椅上眼睛泛著淚光，四十多年的生命就要畫下句點了嗎？家有老小，孩子年幼，母親、祖母尚在，惶恐不安、心緒糾結圍繞著我，規劃中的美好未來，沒了健康，一切只是空想。

為什麼是我？怎麼可能是我？——身高一百八十幾公分，體重一百公斤，熱愛運動，四十三歲的我？

然而，這種症狀不是遺傳，醫生告訴我可能是勞累，缺少休息造成的。沒有太多時間思考這些問題，就被送進血液腫瘤科病房，伴隨著各項醫療檢查，結果是「多發性骨髓瘤併發類澱粉沉積」末期，我並不明白它是怎麼來著，只知道這是癌症。

我也在渾噩的昏睡中開始了療程，對於這個腫瘤我並沒有怨恨，但是對於我的生命，它確實添加了「元素」，還產生了極大的「化學」作用。

巨人身體倒下了

罹癌前，我是餐飲服務業的主管，每天工作時數超過十四小時，幾

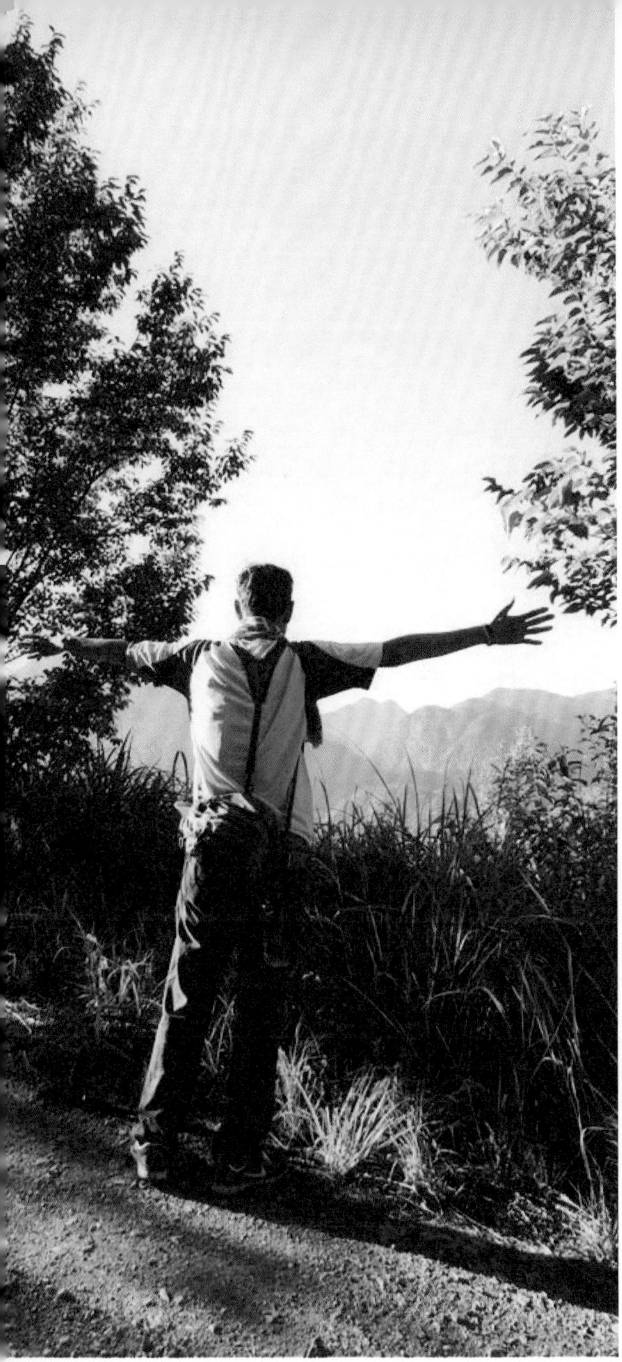

3 | 2 1

1、病中聖誕節。
2、3、愛好運動，親近大自然。

乎全年無休，為了家庭及自我突破而努力著，遇到休假日還會至學校兼職授課。常常因為工作忙碌，三餐不正常飲食，我承認我不夠愛惜自己的身體，於是它抗議了，也讓孩子們心中的巨人倒下了。

發病時，我的二個孩子都還小，大女兒才讀國小四年級，小女兒剛上幼稚園，因此太太在我發病及病危時，常常公司、醫院、學校三頭跑，比我更辛苦的維持這個家。而她總是給我鼓勵：「你一定要勇敢面對病魔，努力的打贏這場仗，我和孩子都等著堅強的爸爸回來！」太太更為了我的病情，費盡心力的四處尋找方法，只期盼我能恢復健康。

年輕時為了理想和事業，付出了慘痛的代價，我決定用這份拚搏精神，和癌症決一死戰，有了家庭的後盾，這場仗我非贏不可。

身體因為癌細胞的發作讓我痛不欲生，像是無數的螞蟻在骨頭裡啃蝕著我，搔不到、抓不了、也捶打無效，這種疼痛遠遠超過我所能

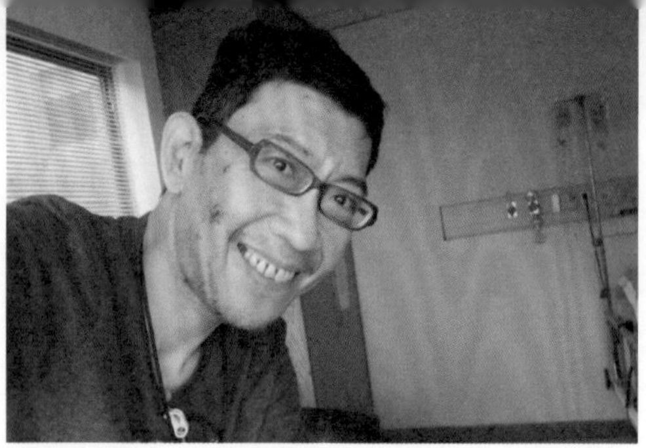

3 2 | 1
4

1、化療的臉。
2、孩子，我會加油！
3、媽媽和妹妹。
4、受洗後的重生。

想像的。我在北醫附設醫院發現了病症；在馬偕醫院控制了病情；在臺大醫院則是進行化療及自體骨髓移植，一路上所經歷的過程都讓我記憶猶新。

在馬偕醫院我住了半年，躺在病床上，插滿了各式導管，全身的肌肉萎縮到無法行動，醫生還發過三次的病危通知，我在半昏半醒間與死神拔河，在化學藥品及類固醇的藥物治療下，我的病情逐漸穩定，但產生的後遺症也持續到現在。

無聲的愛．陪伴

「努力還有一半的機會，放棄了，就連一點機會都沒有。」這句話是我在醫院時常對自己、和病友分享的一句話，在治療時期我開始調整心態，鼓勵自己接受事實，不為自己也要為家人好好奮力一戰。

記憶深刻的景象，是高齡九十歲的外婆，每天都會來病房陪伴著我。在我時而昏睡、時而清醒之際，總是拄著拐杖坐在面對我的椅子上，靜靜望著我。

這份無聲的愛，令我的內心非常激動，希望自己還有機會孝順外婆，更帶給我無限的勇氣與力量，提醒我一定要堅持，為了外婆、為了愛我的人，一定要勇度難關。

我開始想要把握每一天，和家人、朋友們快樂的相處，因為不知道還有多少日子能看到他們，漸漸的，我這間單人病房有了生氣，有了歡笑，我也勇敢的配合醫生、護士的治療，拉開閉合已久的窗簾，讓陽光灑滿整個房間。

這段日子裡，除了家人的陪伴，我也結交了許多「生死之交」及「戰友」，我們常常聊著過去的英勇，許下未來的願望，只要我能活著

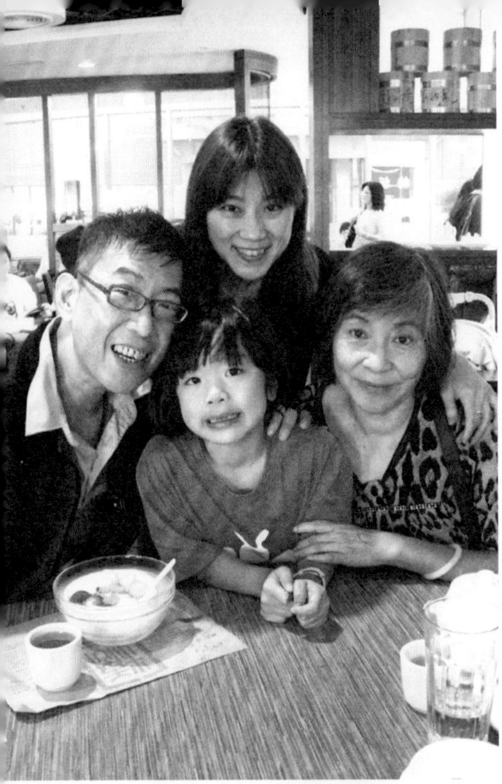

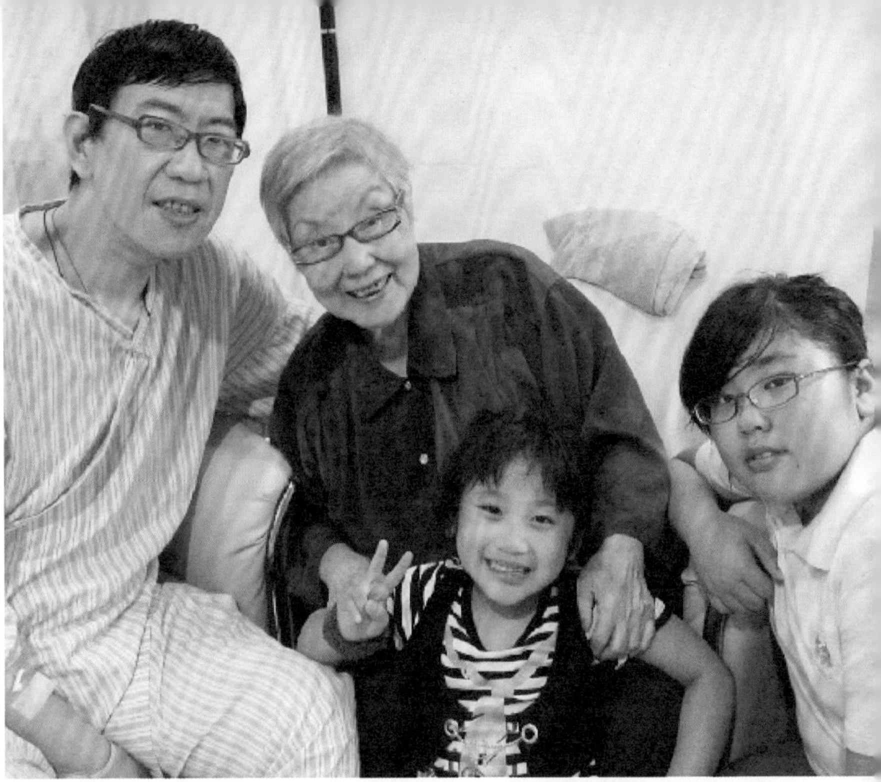

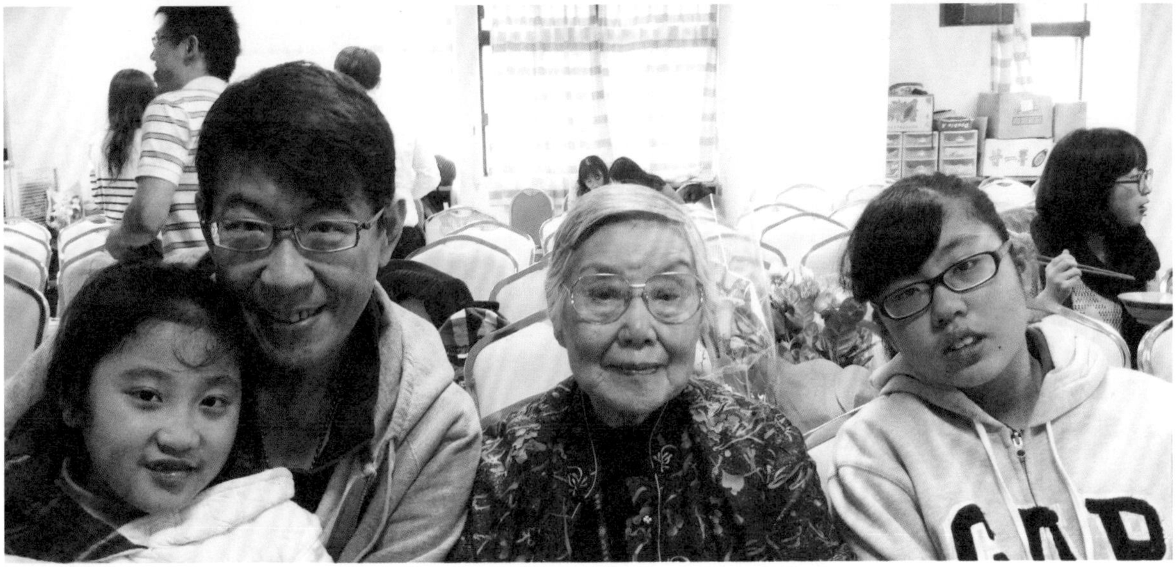

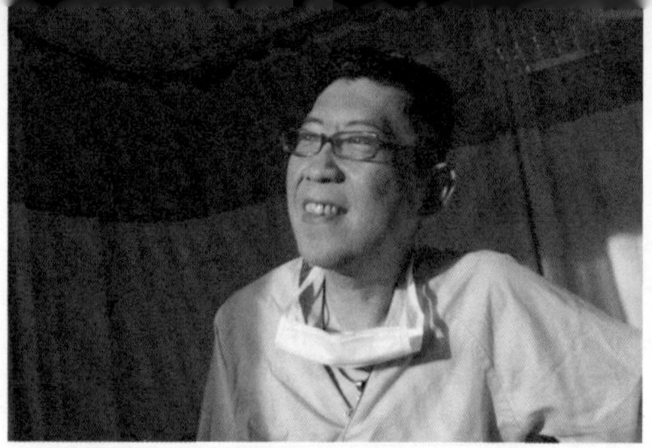

4 3 2 | 1

1、享受幸福的晨光。
2、兄弟加油。
3、樓蘭一遊。
4、阿里山我來了。

出院，絕不讓以前的生活方式來殘害我的身體，我領悟到生命不是只有工作，我想要在有限的時間，找回那份真正的生命意義。

我開始用歡笑、熱情，正念面對治療，與病友相互鼓舞。「長輝哥，你又來看我們啦！」偌大的病房傳來許久未見的爽朗笑聲。

我喜歡這樣熱情的呼喊，讓我似乎暫時忘卻治療的苦痛，並與他們約定著，我們要用笑容一起擊敗癌症哦！

「信仰」成爲身心靈的解藥

骨髓移植前的化療最為辛苦，白血球降到個位數字，身體毫無抵抗病菌的能力，瘦到只剩六十四公斤，嘴巴也四處破洞，沒有辦法飲水，更別說是進食。

只能在床上看著天花板告訴自己，過了這段艱辛的日子後，我將會是重生的人。就算移植不成功，我也會繼續的為自己、為家人奮戰到底。

治療過程是辛苦的，成果卻是美好的！終於，我在一個月之後，順利的辦理出院手續，回到了好久不見的家。

生病前，我是個無神論者。

開始有了信仰之後，這股無形的力量，為身心靈帶來了莫大的支撐與依靠。

在馬偕治療時，牧師在妹妹的邀請下曾來幫我禱告，並引用聖經裡的經文為我祝福，聽著詩歌看著窗外日昇月落，治療期間虛弱無力，我會用那僅有的力氣，翻著床頭上的聖經，當一節一篇的讀著，心中剎時也出現了一股穩定的力量扶持著我，令我得到了釋放，並重

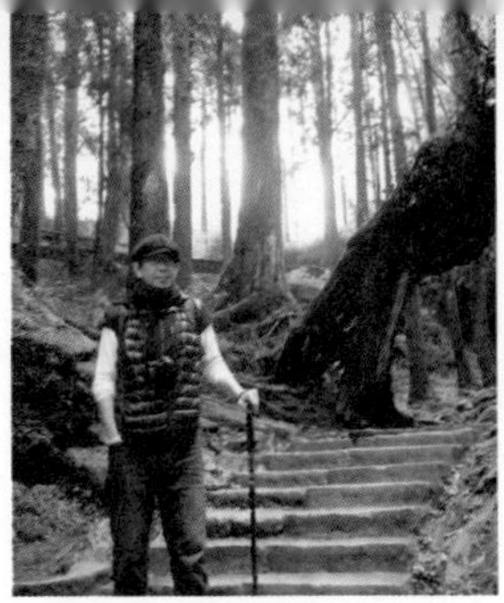

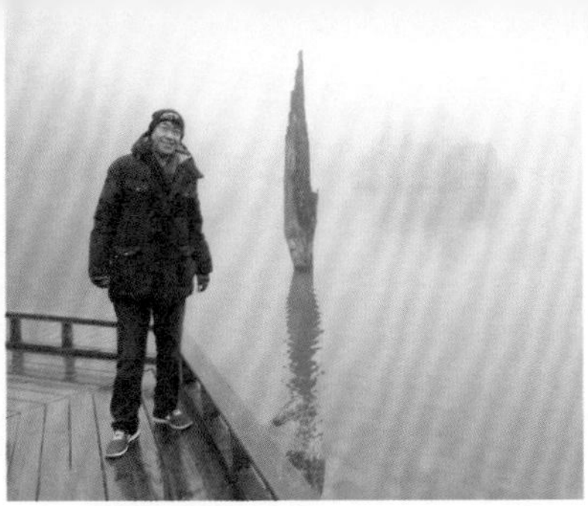

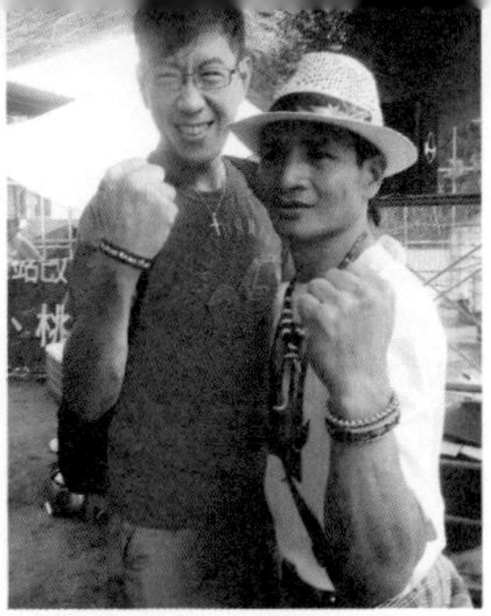

啟對生命的新體認。

回想曾在臺大醫院完成數次化療，以及自體幹細胞抽取併骨髓移植，當時住在隔離無菌病房，卻不得閒的透過病房電話，支持鼓勵其他病房的病友，要他們跟我一起積極配合治療，保持喜樂心情，就連忙碌的護理師也被我的開朗所影響。

當我頂著光頭，坐著輪椅回到臺大醫院追蹤，醫生一看到我就笑笑的說：「阿甘來囉！」

挑戰舉步維艱的復健路

治療結束後兩年，生活沒有想像中簡單，因為化療的副作用，我的四肢末梢神經都退化了，無法自理生活，也因此被鑑定為殘障。

醫院安排的復健無法幫助我出力，也擔心我因癌症造成骨質疏鬆而再度發生危險，所以開始由看護來照顧我的生活起居，終日坐著輪椅，手無縛雞之力，我開始懷疑自己，活下來到底是對？是錯？

每天吃著控制癌細胞的藥，打著干擾素，似乎已經成為家人的負擔和包袱。就在萬念俱灰的時候，想到我的願望，還有這得來不易的新生命。

「不要為失敗找藉口，要為成功找方法。」混障綜藝團的劉銘團長，常用這句話來勉勵我，這句話也成為鼓勵我的力量，開始勇敢找出方法，解決生命中所有的不順遂！

於是，我重新學習走路，從輪椅、助行器到拐杖，不去在乎別人的眼光，開始一步一步的走，慢慢的爬上了阿里山、司馬庫斯、明池。

康復後，開始參與社交活動，也擔任基隆愛樂合唱團舞台總監，更

4 2 | 1
3

1、猜猜我和誰合影——「混障綜藝團」劉銘團長。
2、臺下翦影
3、合唱團的家人。
4、長庚醫院分享。

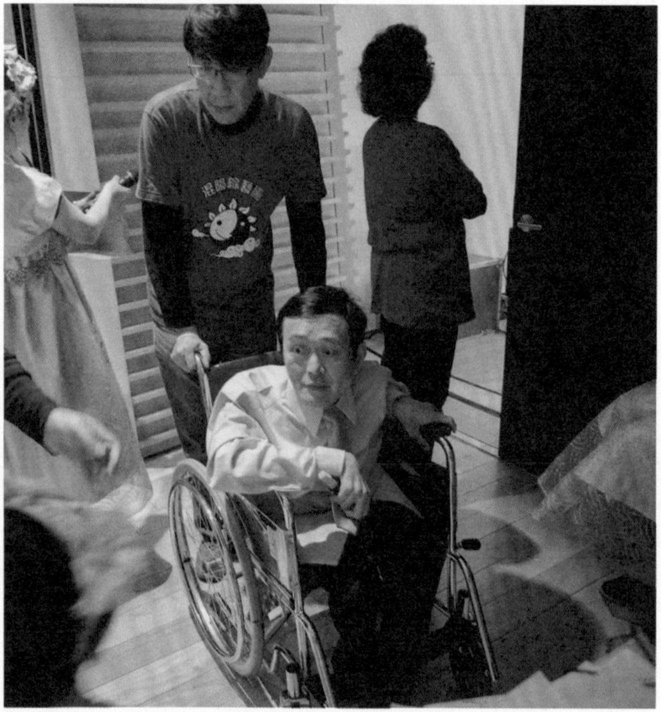

在朋友的引薦下，參加了「混障綜藝團」加入志工行列，也在教會分享我的罹癌過程，希望能藉此鼓舞正在抗癌的病友們。

在谷底遇見上帝，祂給我勇氣、信心，讓我從谷底重新向上，面對不同的生命。

只要好好運用上帝幫我們開的另一扇窗，所有負面的事，都能夠成為迎向幸福人生的推手！

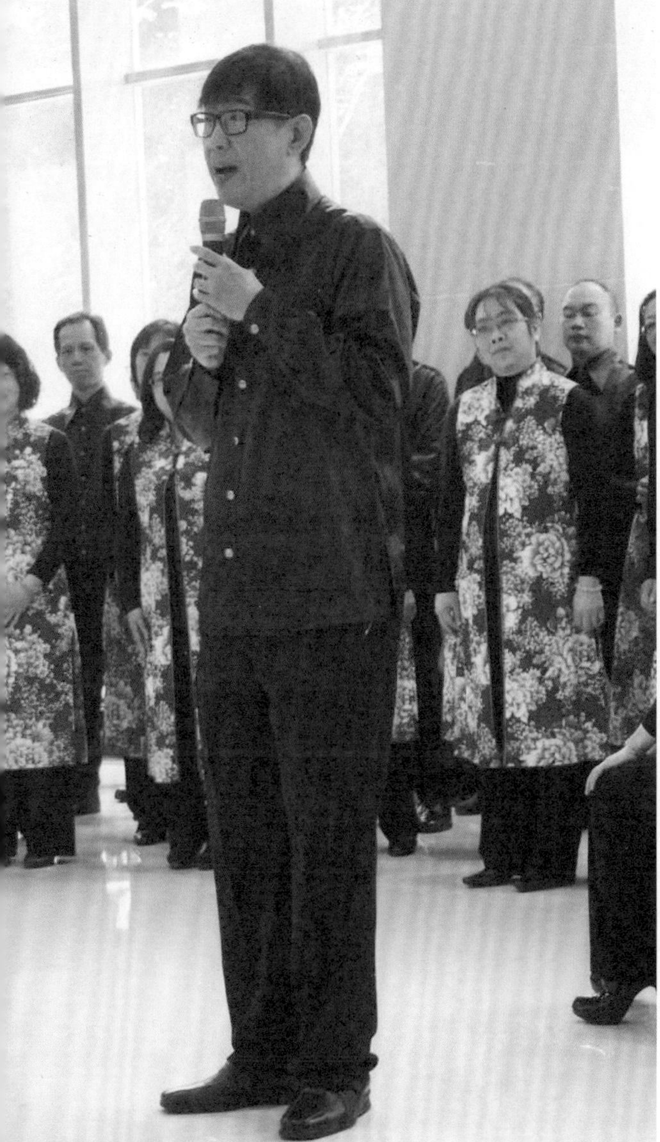

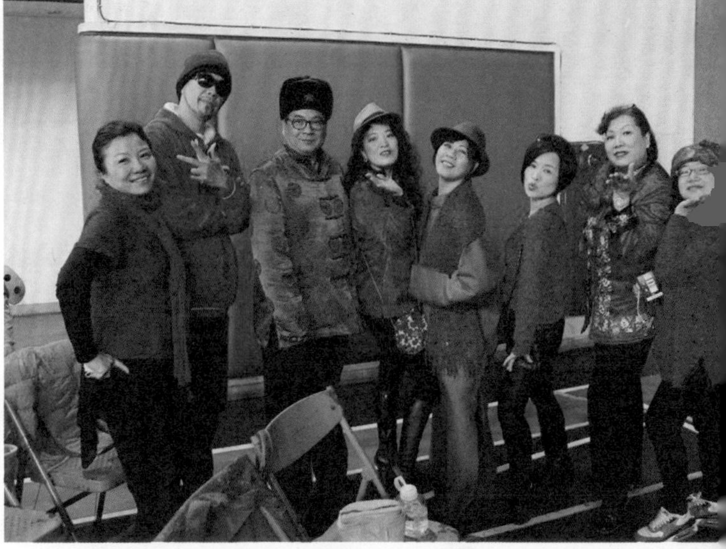

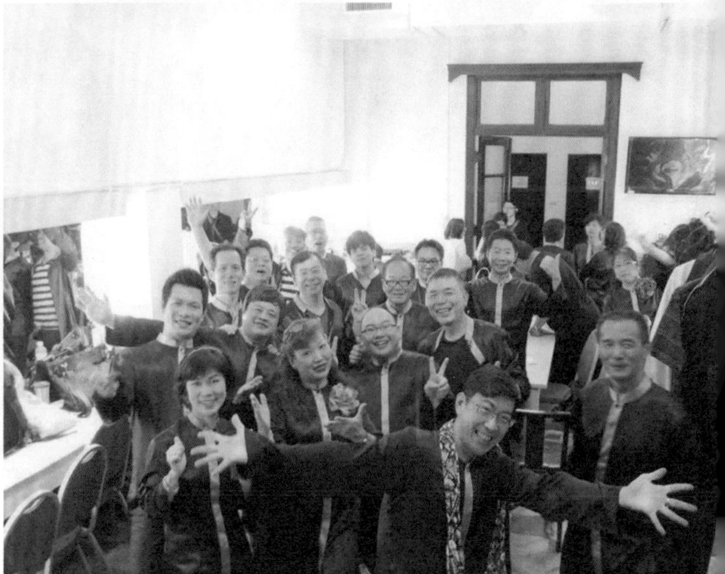

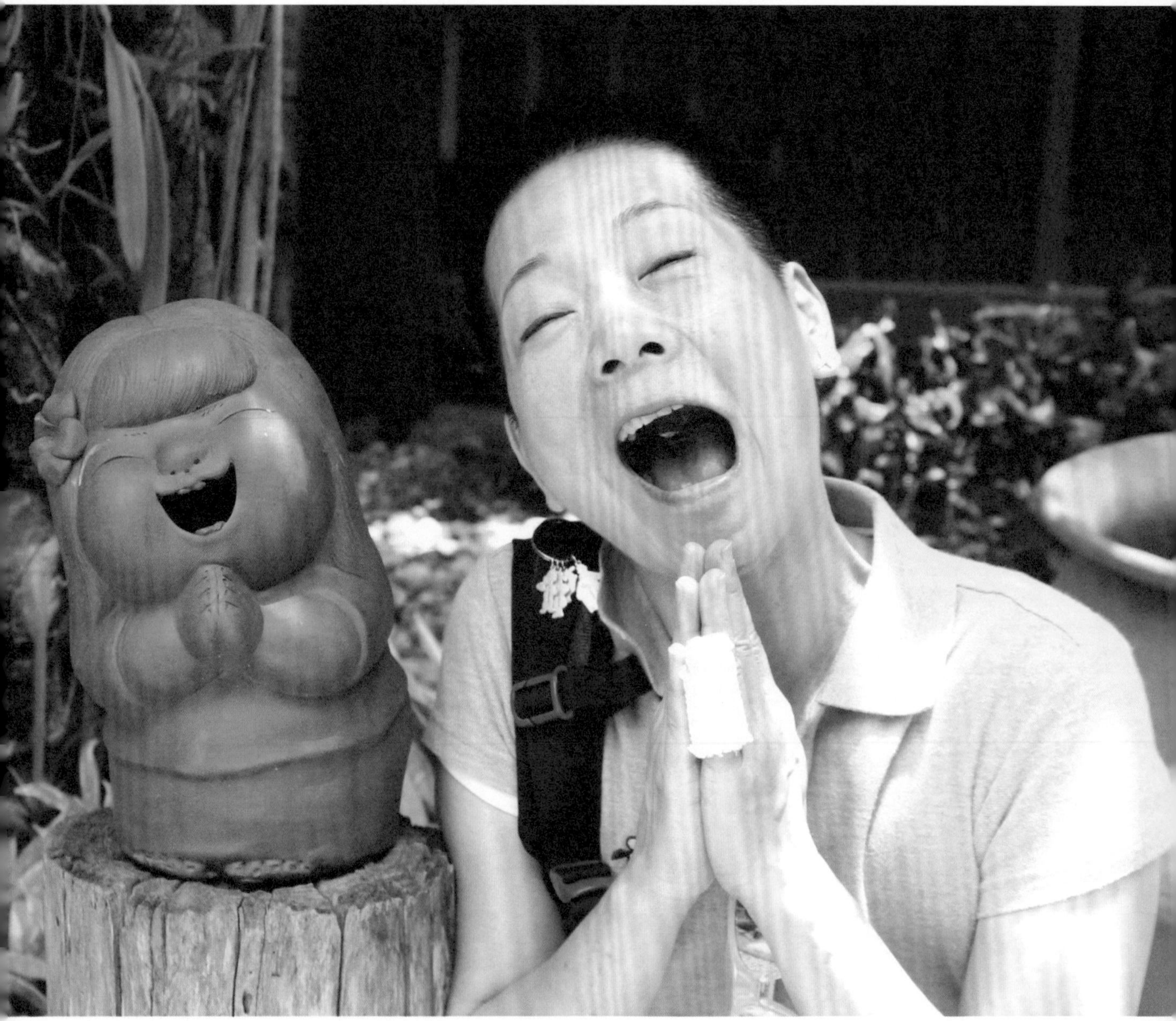

08

無懼黑夜的向日葵／葉露安

身體練健康，心靈正面觀，養成好習慣，生命無限寬。

乳癌左側 第二期、右側 原位癌
診斷時間：93年4月

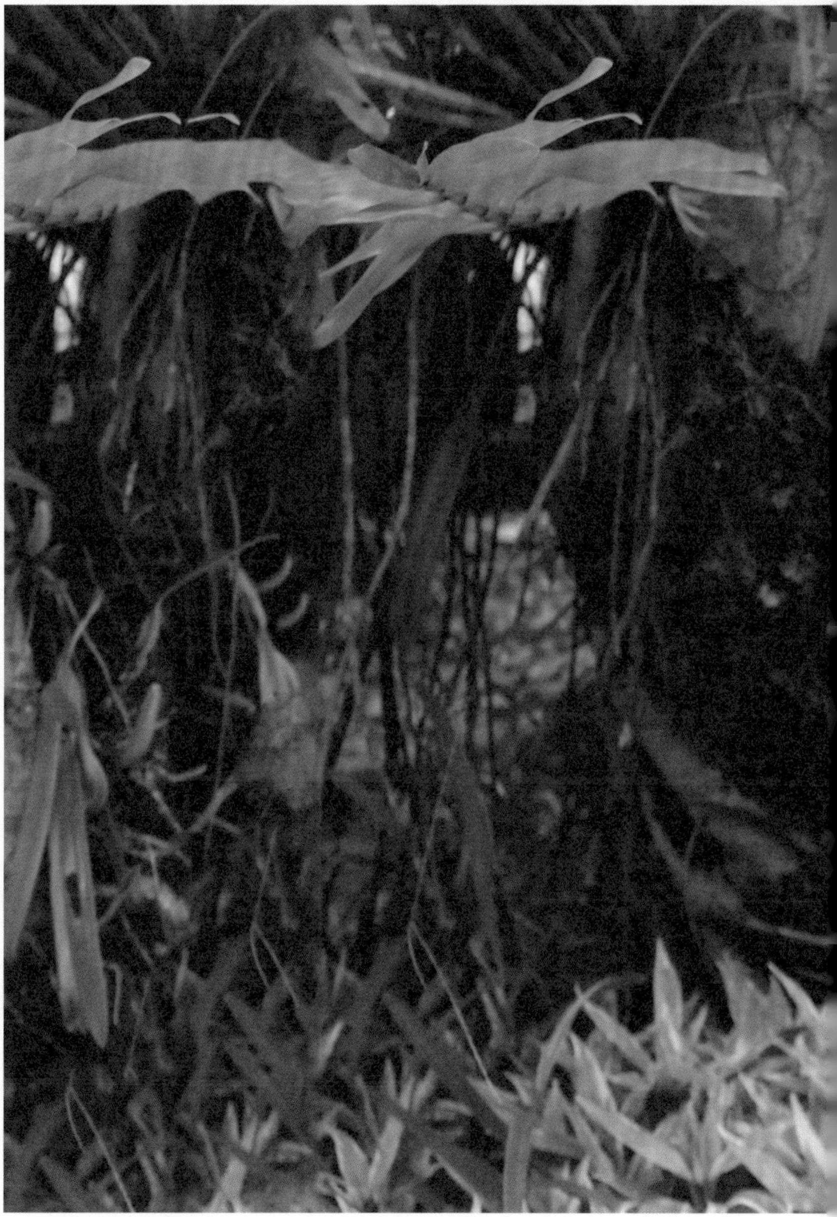

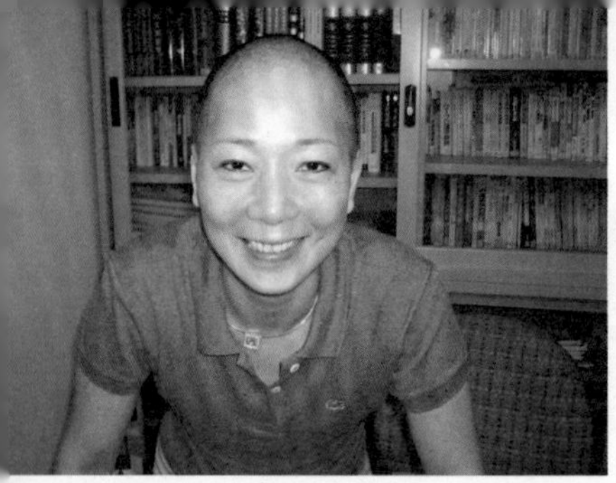

4 3 2 | 1

1、開始化療決定剃光頭。
2、治療中參與公司尾牙。
3、結束化療與友人出遊。
4、花蓮理想大地騎馬。

看著熙來攘往的街道，回想起這些沒日沒夜的日子，生活除了工作，還是工作……

衝過頭的人生

現在是晚上八點鐘，晚餐還沒吃的我，依然在公司挑夜燈奮戰，修改著企劃案的細節，希望可以趕在下週展覽前，處理完所有事情。

三十七歲以前的我，積極在工作上努力、拼命，卯足全力地表現出最佳的自己，期望得到別人的肯定與自我的成就感，忙得沒有時間休息，甚至有時一個月都住在公司，生活除了工作還是工作，忙了十八年，我得到是「空虛的回憶」與「待維修的身體」。

三十八歲罹癌以後，我有了規律的生活，每天平均運動一個半小時，持續運動十一年、瘦了十公斤，但我常常跟姐妹們開玩笑：「我開刀前後共瘦了十公斤，胸部就佔了九公斤，因為開刀前我的胸部可是E罩杯呢。

現在的我均衡飲食，天天五蔬果，有空就去旅遊，並且積極參與各項公益活動，花更多時間與自己獨處，懂得好好愛自己的我，體驗到美好事物，正不斷在自己的身邊上演著！我養成了一個好習慣，用「擁抱」來傳達說不出口的愛，擁抱給人一種溫暖與愛的幸福感，所以我會擁抱家人、朋友和乳癌病友姐妹，見面時除了擁抱，也會加上口頭禪「親愛的」，我的擁抱感染身邊所有的人，說出口的愛其實就從自己開始。有句名言這樣說的：「有抱能抱多抱抱，莫待無抱沒得抱」。

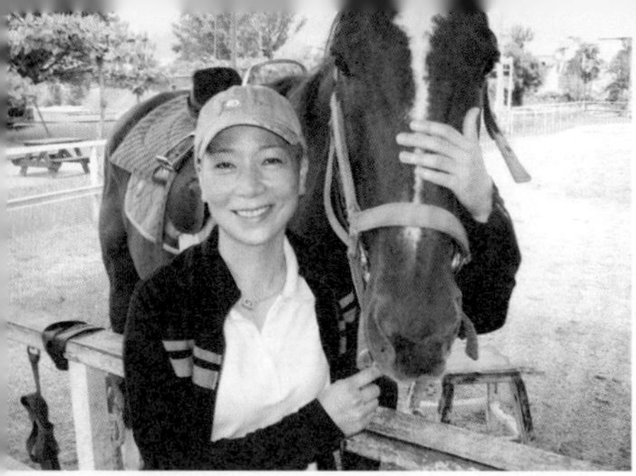

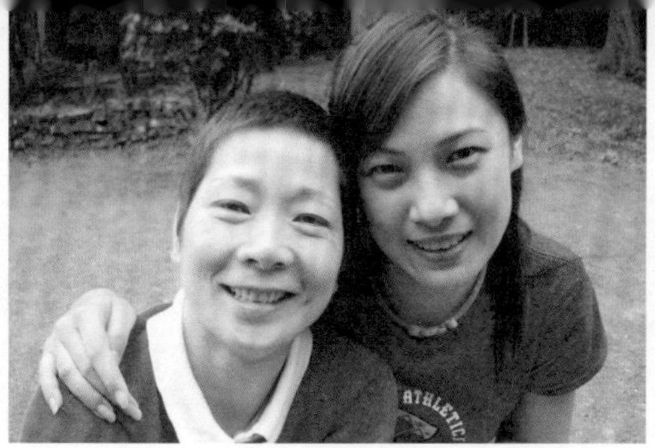

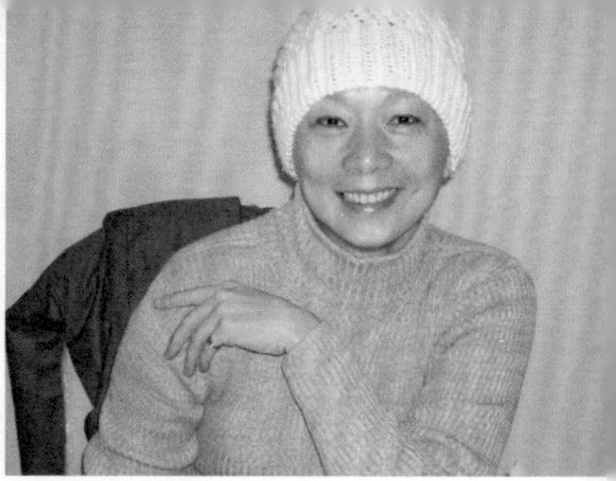

當癌來敲門

「這是不好的東西耶，是乳癌！」檢查結果出爐，主治醫師不拐彎抹角的對我說。

晴天霹靂的消息，把我的恐懼給震懾住了，一開始，我不知道要哭，走出醫院大門，還很鎮定的打電話給我的保險業務員，告知他我生病了。但一回到家裡，眼淚就像洩洪般沒有辦法停止，一個人住的空蕩房間，凸顯了我的徬徨無助，第一個念頭想到可能會死亡，要和這世界永別了……。

我拿著醫院的報告書，回首這十幾年的歲月，恍如昨日。因為工作需要，我克服了多年的困難學好日文，能用日語與日本人交流，正想在職務上一展長才，沒想到身體就這麼倒下，如果能重來，我會愛自己多一點，沒有健康的身體，一切的錢財、職位都不值得。

面對一連串的檢查後，又在乳房攝影時發現我右側乳房也有癌細胞，雖然身邊愛我的人都因這個消息對我感到不捨，但對我而言，無論左側、右側或雙側，都只是在處理同一件事情。所以兩邊乳房在相隔一個月的時間，分別做了全切手術。早上打化療、下午上班，因為我覺得如果把重心放在癌症上，一定會感受很辛苦，所以我一直告訴自己要轉移、分散注意力，進而順利做完八次的化療。

接受不一樣的自己

剛開始我不想讓外人知道我得乳癌，後來反問自己：「怕什麼？怕別人的異樣眼光？怕特別關愛的眼神？怕解釋太多的為什麼？怕被問為什麼會生病？為何不做乳房重建？為什麼不留長頭髮？……」

如果我照著大家的想法去做，真的會感到開心與自在嗎？

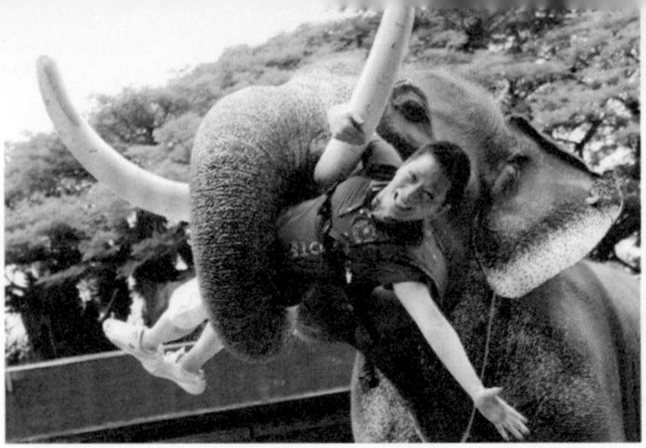
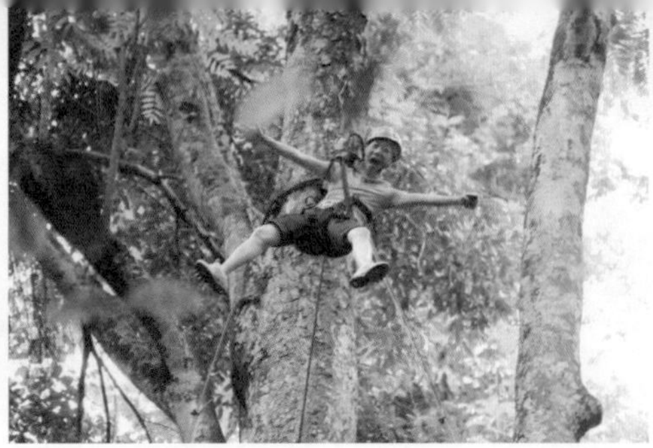

我的問題像雨後春筍般冒了出來，我還來不及反應解答，就要回到生活的軌道上，我常在思考著做自己的重要性：「我是為他們而活，還是為自己而活？」

每個人都是獨立的個體，不應該為了誰的眼光存在，沒錯，我是生病了，但不需要因此垂頭喪氣，因為我比許多人幸運，能夠延續生命，和大家分享經歷，是我很感恩的事情，我除了切除胸部之外，生活沒有太大的不同，反而獲得更多與姐妹相處的機會。

「原來妳是女生喔！我以為是男生耶。」等公車的時候，一位媽媽走過來對講完電話的我說。

化療和手術過後，生活發生了許多有趣的事，就像許多光看背影，以為我是男生的人，這樣的例子不勝枚舉，然而在他們轉身的那一瞬間，我想通了一件事：別人看你是一時，而你跟自己相處卻是一輩子。

把所有的耳語拋在腦後吧！美醜都是自己，只是不一樣的自己，所以我學習懂得欣賞自己，也能找到懂得欣賞我的人。不然，「當他喜歡妳的時候，說妳是貂蟬；不喜歡妳的時候，說妳在糾纏！」學會欣賞自己後，我現在是百變女王，各個造型都是獨特的自己。

姊代母職，說不完的感謝

「你姊姊還缺不缺妹妹啊？」朋友們看到姊姊對我的照顧，都會很羨慕地問。

「要排隊喔！現在已經從基隆排到恆春了。」我笑著回答。

我的母親因為癌症，過世已經十八年了，姊姊代替媽媽的角色，把

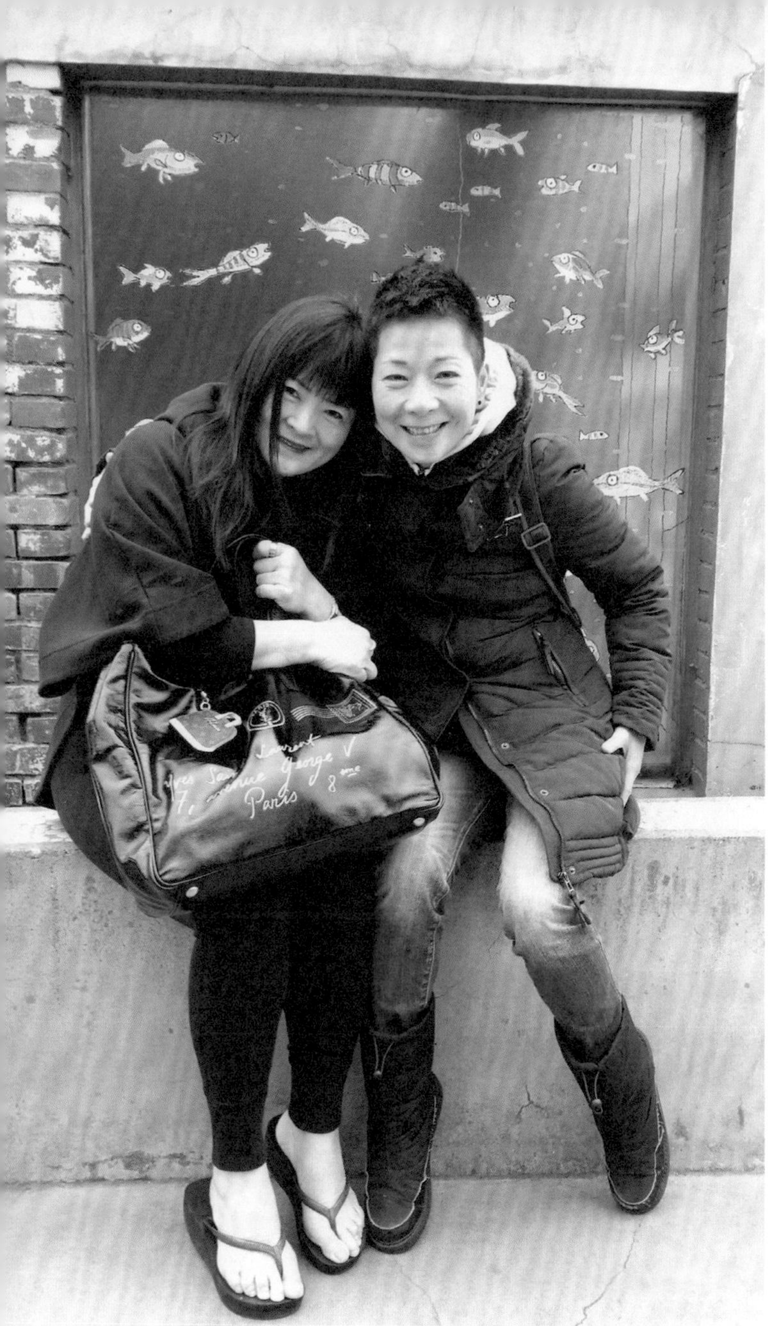

3 | 2 1

1、清邁森林探索——我是泰山。
2、我是大象的好朋友。
3、與姊姊在宜蘭幾米公園。

我照顧得無微不至，認識我的人都知道，姊姊非常疼愛我，有什麼好吃、好玩的都會跟我分享，平時也會提醒我要吃飯、天冷了要加衣服等等，這些習以為常的舉動，讓我感到很窩心，但等到罹癌後，我才驚覺，我的姊姊真的非常用心在愛她這個妹妹。

有一次朋友要將我的表演影片放上網站，想事先讓我看過，那天剛好與姊姊在好友家聚會，就透過電視看看上網的效果，想不到影片播放不到三分鐘，突然聽到姊姊嚎啕大哭，抽搐的不能自己……

螢幕投射出我在舞台上的身影，從逐漸放大的啜泣聲中，明白對抗癌症，我從來都不是一個人，按下暫停鍵，那雙哭紅的雙眼並未隨著畫面的停止而停歇，我抱著她任憑淚水滑落，相擁的片刻時光，

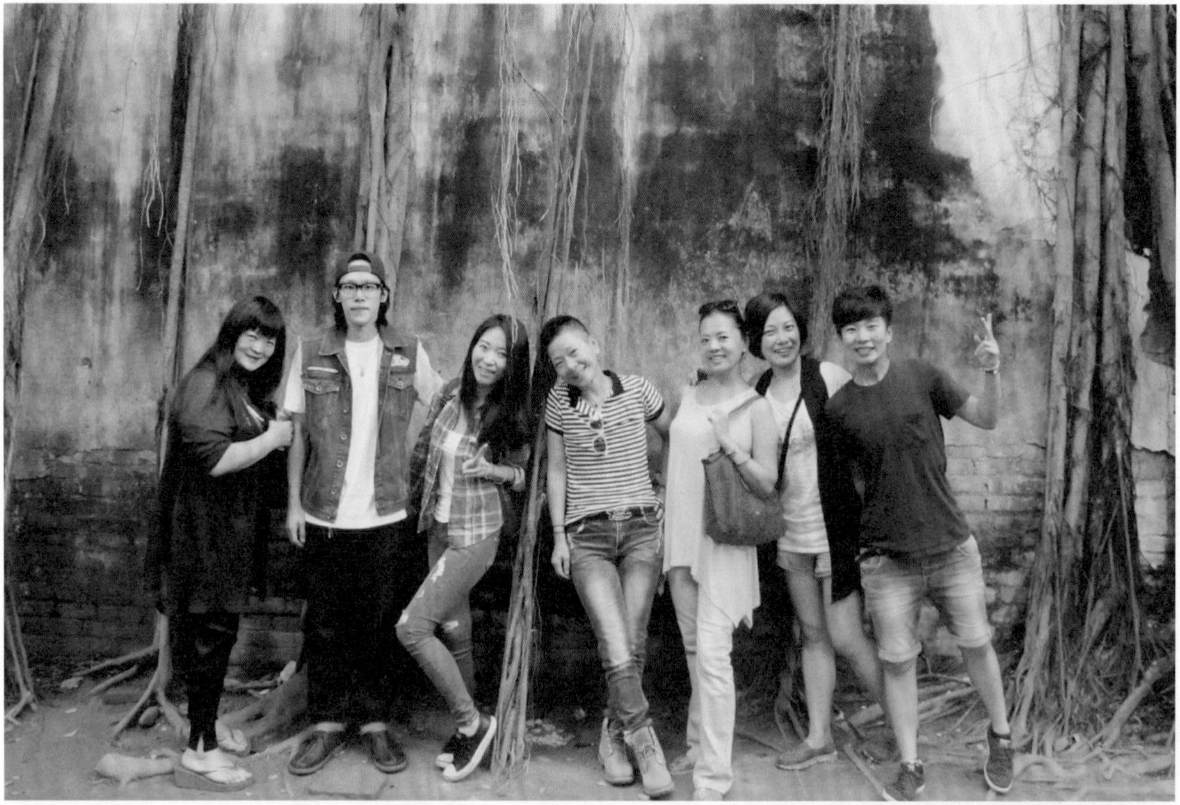

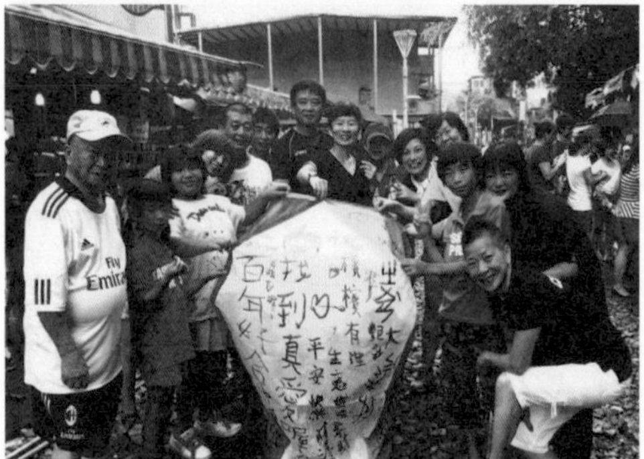

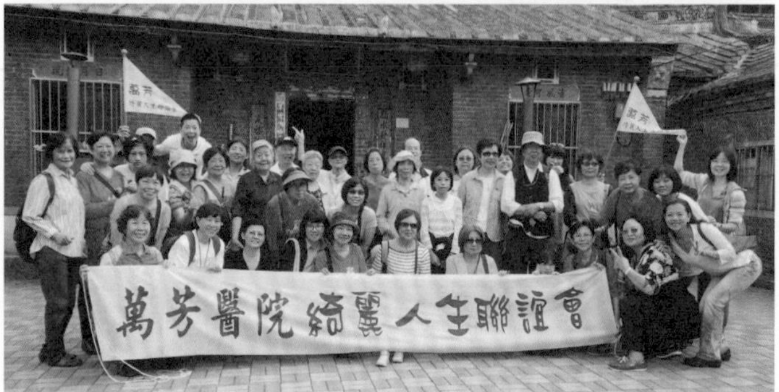
萬芳醫院綺麗人生聯誼會

4 | 1
3 2

1、家族旅行——台南三天二夜之旅。
2、萬芳醫院綺麗人生姐妹一日遊。
3、全家人祈福熱鬧滿分。
4、劉德華天地粉絲相見歡。

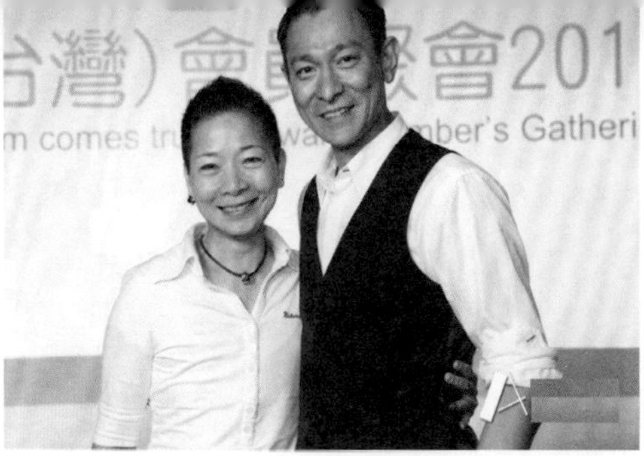

我感受到姊姊的不忍心，空氣裡流露著些許暖意，有姊姊照顧我，真的很幸福。

姊姊始終無法接受我罹癌的這個事實，那是我第一次看到姊姊如此的激動，我才真正知道原來她對我的不捨程度，遠遠超乎我的想像。疼愛我的姊姊在生活上什麼都不缺乏，唯一的夢想是擁有偶像劉德華的簽名照，所以在三年前，我透過「華仔天地」這個粉絲團，幫姊姊完成了她的夢想，連續三年我們都有劉德華簽名照的陪伴。

我現在能做的，就是讓姊姊及身邊愛我、關心我的人，不再為我擔心害怕，這是我唯一能給他們的回報，現在我很自豪的說：「我做到了！」

實現舞台夢想，閃耀助人光芒

因為罹癌，我走上了舞台，因為舞台，我綻放從未有的精彩。生病後的我覺得收穫比失去的還要多，我有傳遞正向能量的使命感，於是我盡可能的發揮，希望所有姐妹都能勇敢面對病魔，只要你相信自己，你一定可以康復，沒有什麼不可能！

以前我就很想站在舞台上表演，但不知道該表演些什麼，在接觸更多姊妹之後，感受到可以用更積極的態度去面對診斷和治療，而唱歌就是其中一種緩解情緒的方法，也是一種音樂療法，所以就有了「為改變而演」的創作產生，我的作法是改編大家耳熟能詳的流行歌曲，以輕鬆詼諧的角度，將歷經乳癌的心路歷程，用歌詞表達呈現，搭配曲調合適的流行歌曲，加上自己清唱的歌聲，如實演繹出過程中的低潮與重生，及無比的生命力量。

第一個作品大約花了三年多的時間、陸續訪問病友姐妹、大約聽了

3 1 2 4

1、復古晚宴 Party。
2、台中市開懷協會 20 週年慶表演——姐妹情。
3、杜拜之旅——跳躍沙漠。
4、三立財經台錄影——88 健康有方。

一千首歌，並找尋適當的歌曲、改編歌詞、串連剪輯每個段落。採自編、自導、自演的方式，六年之間陸續完成了許多作品，每一次表演，都獲得姐妹們的熱情掌聲，得到了肯定、好評及擁抱，讓我窩心與感動，也完成自己站在舞台上的夢想。

正向的回饋，給了自己及幫助姐妹們走出陰霾的機會……，從朋友口中得知，有個姐妹很感謝我，因為在二年前我去她們協會表演，當時的她還需要家人的攙扶，才得以進入會場，那時她已經瀕臨放棄邊緣，因為化療讓她苦不堪言，而且癌細胞已經轉移到其他器官，後來她看到台上的我，一個雙側乳房都切除的女生，居然這麼自信且陽光的站在舞台上，她告訴自己她也能做到，而讓她有活下去的勇氣與力量。

兩年後的她，透過那位朋友說想認識我，這對我來說，是一種肯定與莫大的鼓勵，反而是我應該感謝她才對。初次見面我很想送她一份見面禮，正煩惱不知要送什麼的時候，朋友建議用她的名字做首詩詞給她，她的特色就是特別愛笑，我就以「黃美珍笑」這四個字作為每句的字首，成了一首五言絕句，請人將這二十個字繡在一個大象的抱枕上，並且親自南下高雄送上我最誠摯的祝福，並約定好要參加她們的十週年手語成果展。

「黃金歲月裡，美景盡眼底，珍愛世間情，笑看了無遺。」

每個人的生命充滿著許多皺褶，翻開每一頁精彩歷程，皆有我們可以剪輯、播放的片段，我希望在康復後，能發揮自己最大的力量，去幫助更多的人走出困境，癌症並不可怕，可怕的是沒有面對的勇氣，我會持續把握舞台表演的機會，釋放正能量給姐妹們，加油，做個勇敢的向日葵吧！

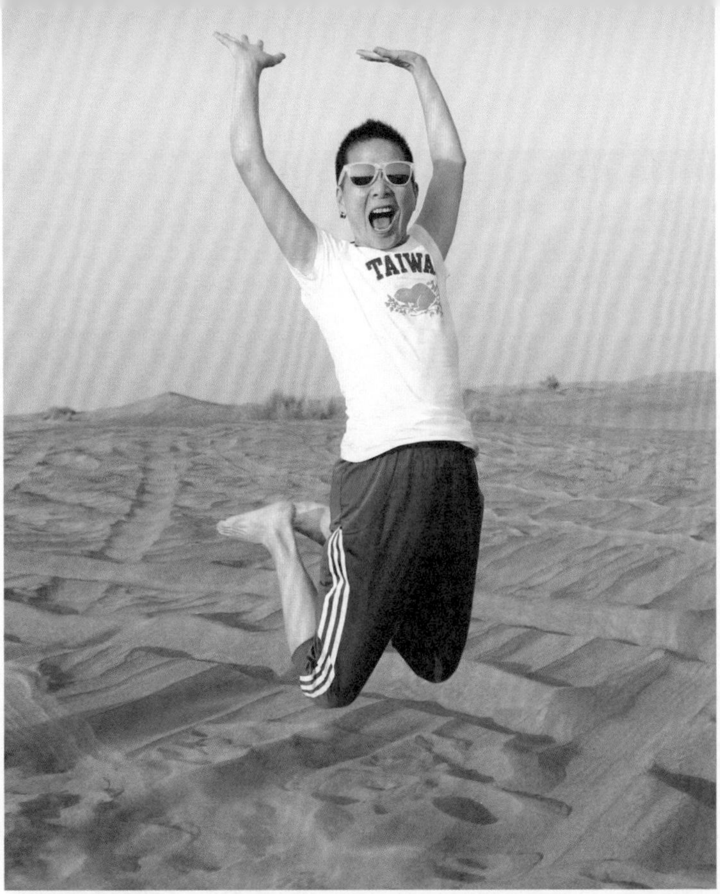
TAIWA

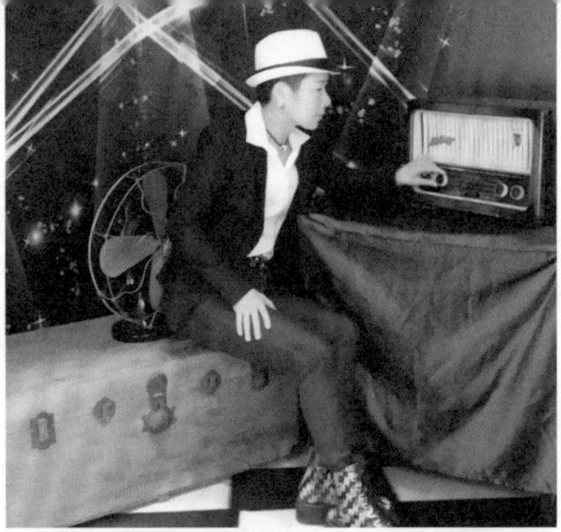

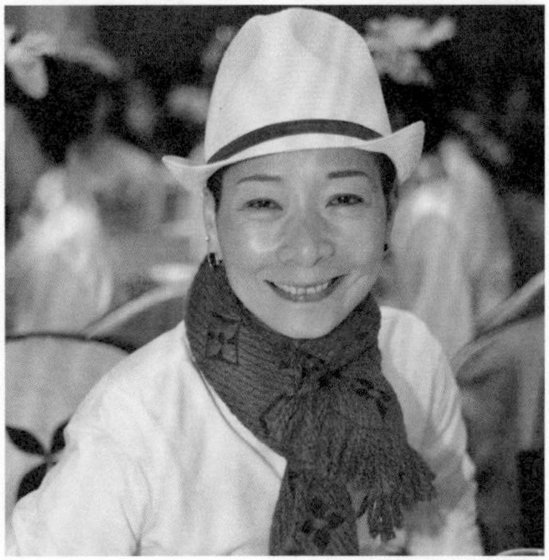

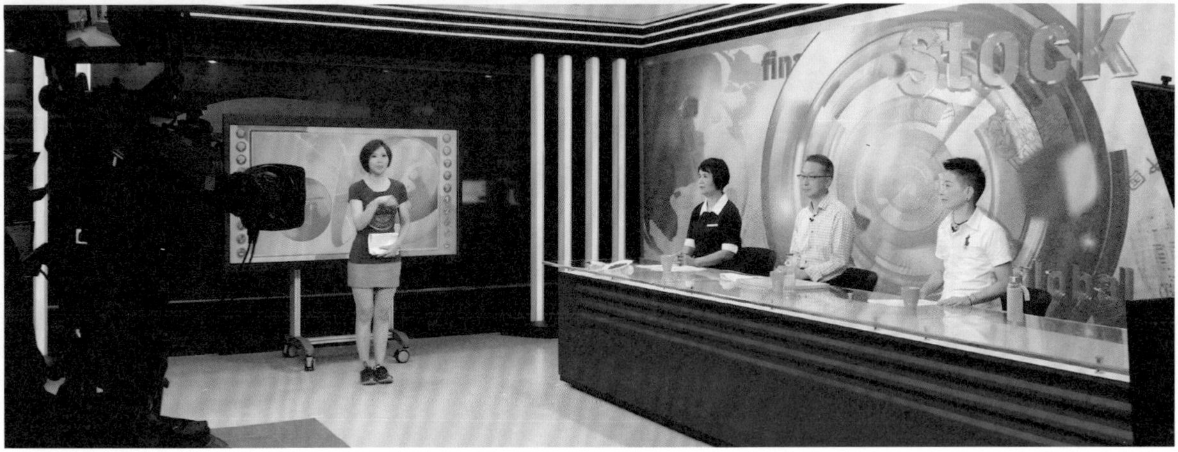
stock

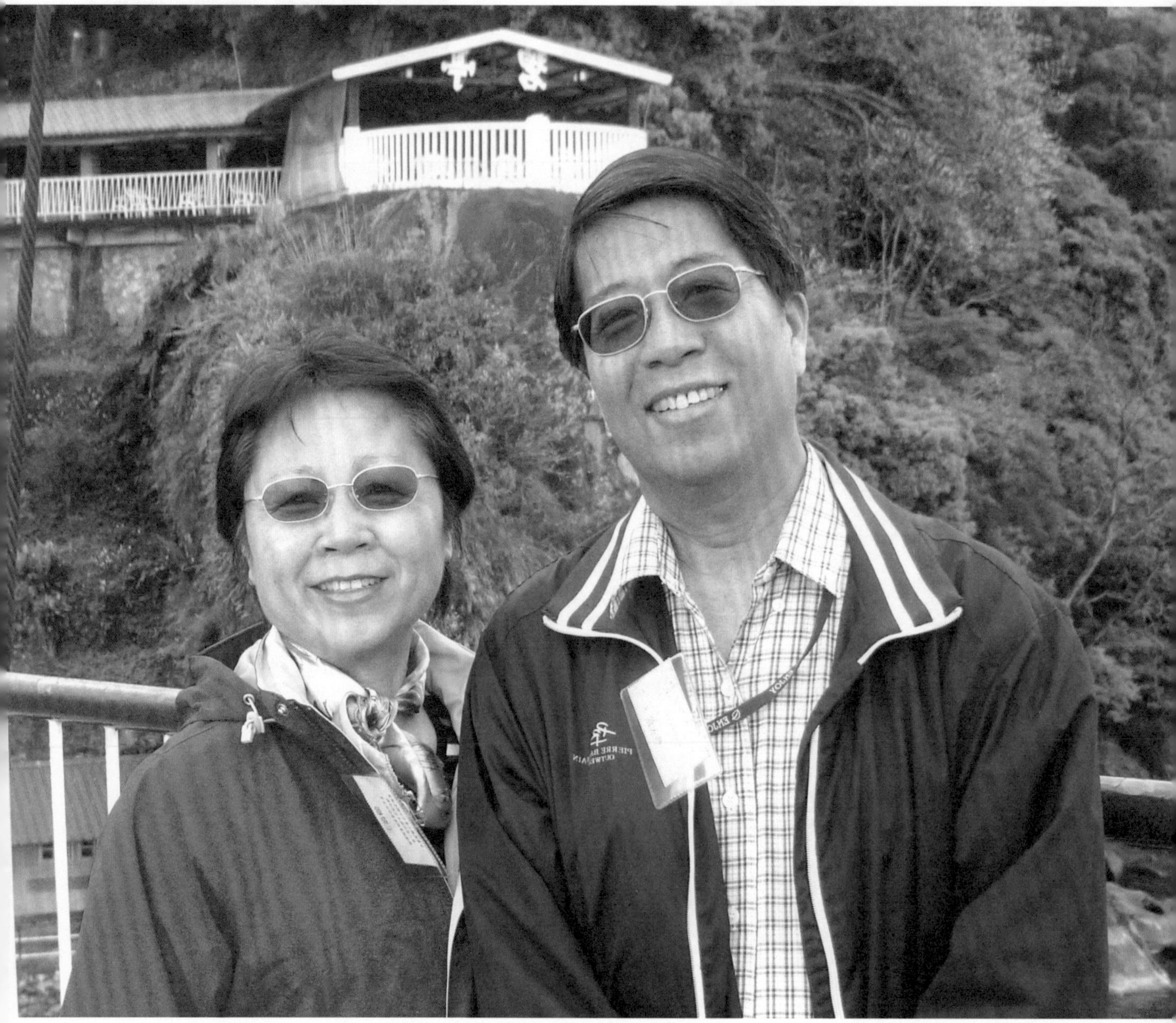

09

實踐對菩薩承諾的勇者／蔡永銘

盡己之力，服務更多的人。

攝護腺癌 第四期
診斷時間：99年9月

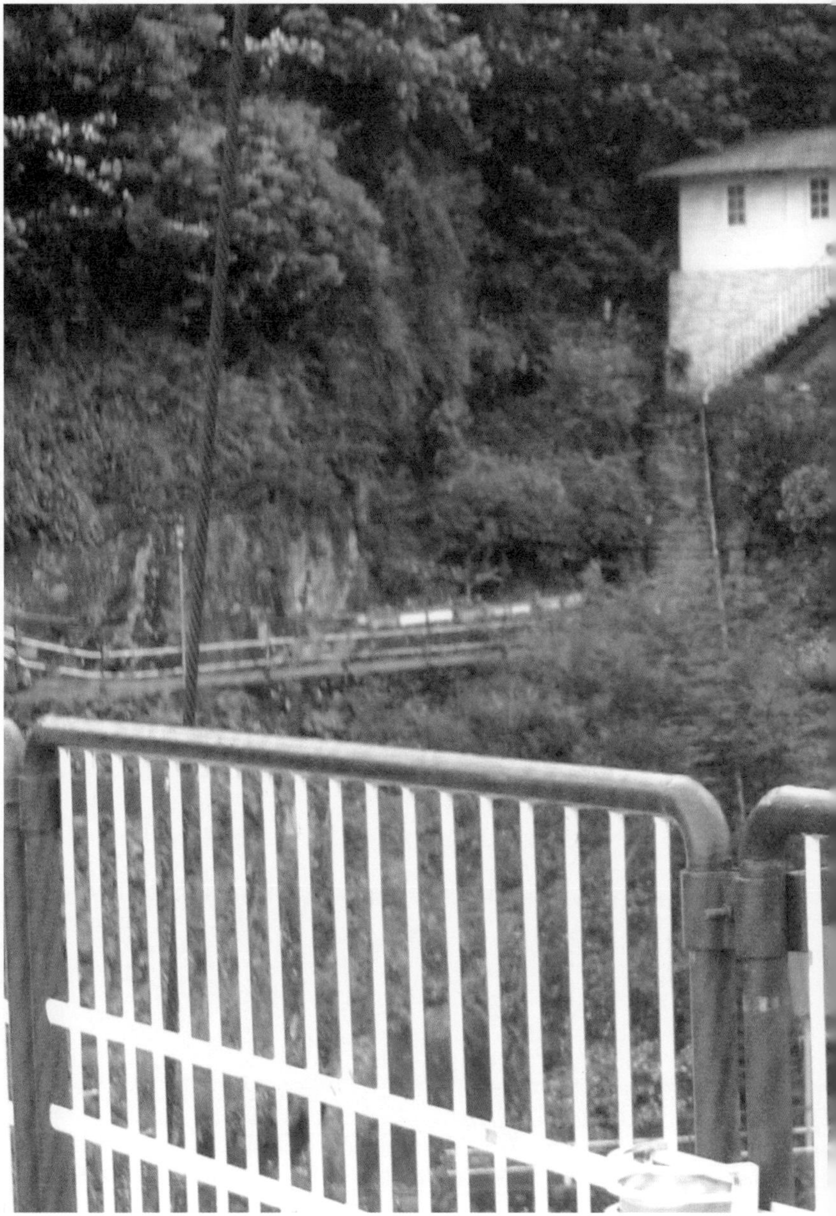

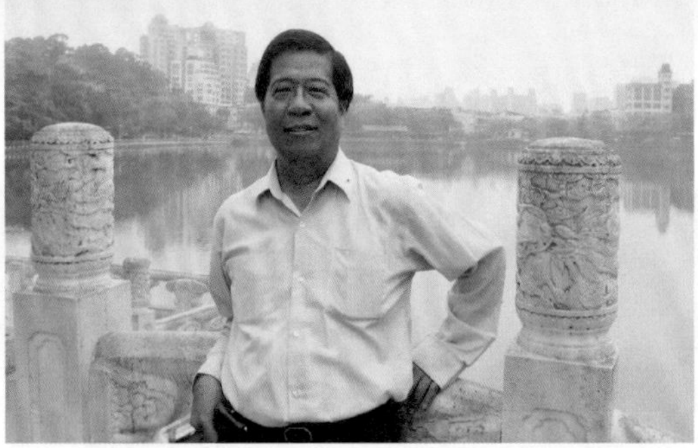

2 | 1

1、100 年遊碧湖。
2、參加 104 年元旦升旗典禮，與前市長郝龍斌合影。

「如果是您，會怎麼做？」當我反過來問醫生。「治療交給我，你就照常上班、過日子！」醫生說。

規律人生的驟變

民國九十九年九月，從醫生口中得知，自己罹患攝護腺癌第四期時，沒有驚嚇、沮喪，更沒有茫然，而是擔心自己還有很多工作尚待完成，這該怎麼辦？所以反過來問醫生，如果是您，會怎麼做？醫生說治療交給他，而我正常上班、過日子！

於是我成了聽話的癌末病人，每天正常上班、出差、現場稽核，工作之餘，又忙於執行台灣安全研究與教育學會承辦的勞研所計畫及授課，下班後才趕去醫院接受導航螺旋刀放射線治療。初期無痛的感覺，讓自己疏於補充營養，直到有一次治療後，在回家的捷運上幾乎暈倒，才開始食用許多營養品，也終於完成四十次電療。

正慶幸癌指數降為零點一六八時，竟然於九十九年十二月時，因交互使用中西補藥而造成肝昏迷，緊急送醫院診療；四十天住院期間，看到院內一床又一床病人相繼過世，就想到自己病情如此嚴重……

台灣地區轉移性攝護腺癌病人，平均只剩三十八至四十個月生命，轉念自己隨時可能離開人世，所以開始交代家人準備後事處理，並準備辭去主管及兼任職務。

「你說要陪我到各地旅遊，怎麼可以提前倒下呢？」太太握著我的手，淚眼婆娑地說道。我強忍著差點要奪眶的淚水，安慰著太太，任何人都無法掌控生命的時間，我除了失落，還能做些什麼？

事業成功的代價

「為公司辛勞三十五年，命都幾乎沒了，還求什麼？沒有健康，一

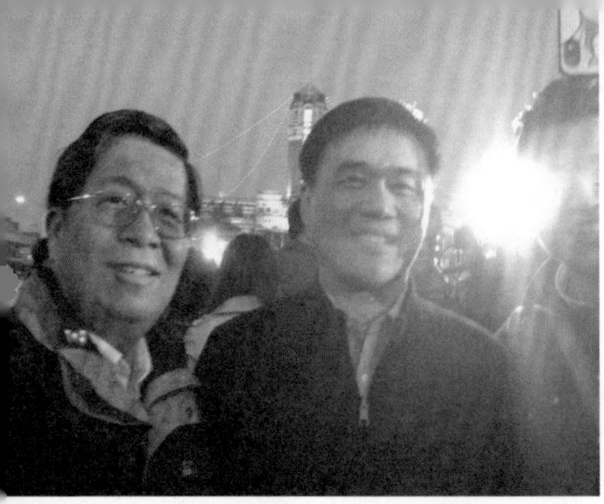

切歸零！」

治療期間，朱董事長來醫院鼓勵我，希望我能早日康復，儘速回單位幫忙。自己當時有輕微譫妄現象，專注能力不到一小時，根本沒把握能不能過這人生大關，因此含淚求長官，讓自己能辭去主管職務，好專心養病。

住院這段時間，家人、親友與同仁的不斷鼓勵，讓自己覺得有克服難關的責任，應該更加努力恢復健康。自己在太太的陪同下，出院前去醫院十樓佛堂參拜，懇求觀世音菩薩明鑑弟子還有二大心願未完成，希望自己能繼續為職場員工的身心安全與健康奉獻，求菩薩許我完成這份志業。

在三跪九叩、淚水滿面中，仰望觀世音菩薩慈容，感覺菩薩含笑答應，我終於出院，經過三週休養，於民國一百年三月初回到職場工作。

在太太的細心照護下，我逐漸改變飲食習慣，養成規律的生活作息，每天清晨及晚上，至少走路三公里，太太不辭辛勞的照顧我、陪伴我，一切以我的健康為先，她也因此養成走路的習慣，一時之間，竟恢復熱戀期的親密，唯一不同的是，我們現在已經升格為阿公、阿嬤了。

「阿公，我愛你，你要趕快好起來，陪我玩喔！」孫子的親暱呼喊縈繞耳邊，除了感動，更增添了些許的不捨，孫子年紀還小，我還沒能享受到天倫之樂就躺在醫院病床上，我一定要痊癒，重回正常的生活，和太太帶著寶貝孫子去公園散步……。

男人往往很有野心，努力打天下，志在豐功偉業，自己也成功創辦二個事業，只是，一旦生命面臨考驗，才知道健康最可貴。我自己知道，癌症已是第四期，還有多長的生命，根本不可預料，只能盡力過好每一天。

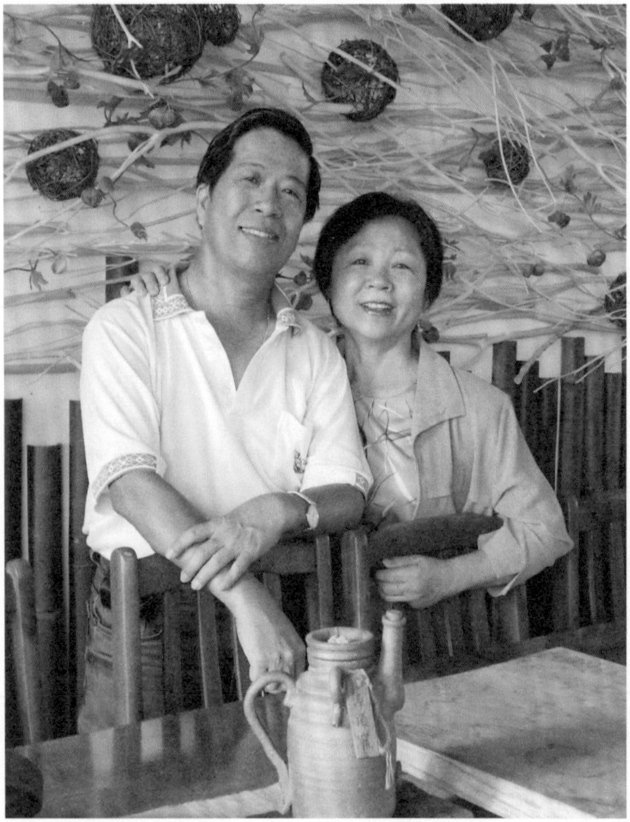

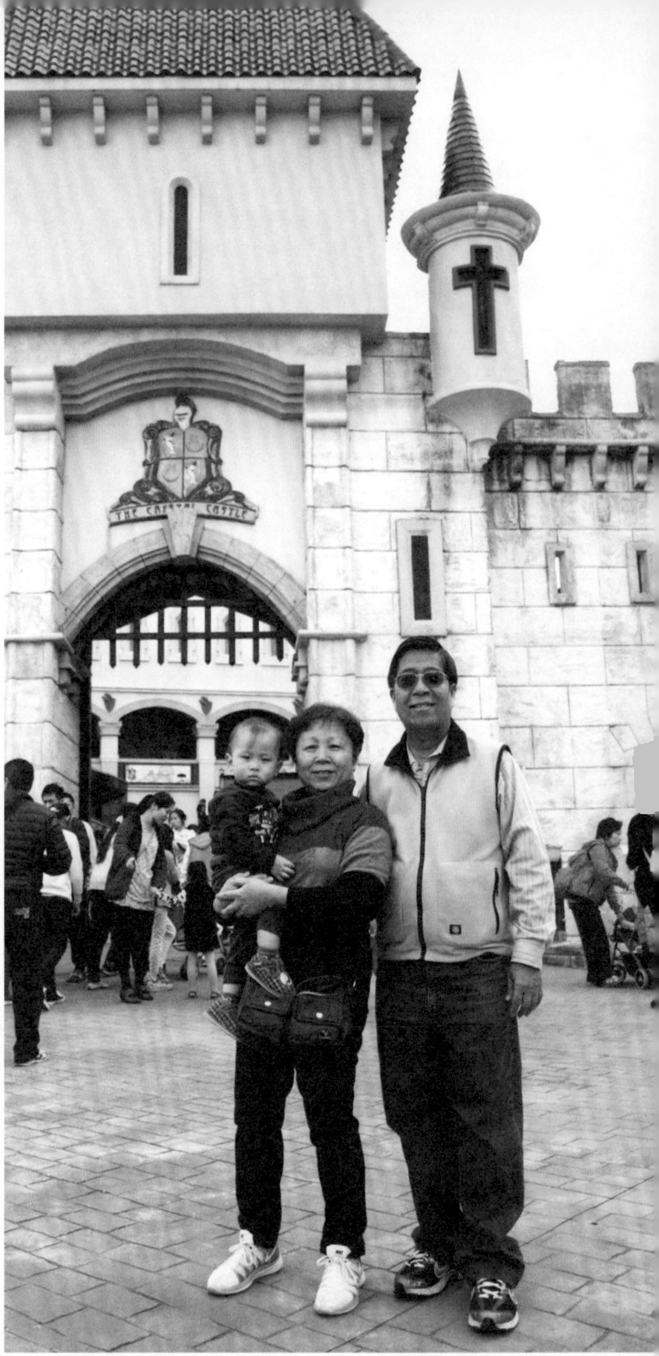
THE CRYSTAL CASTLE

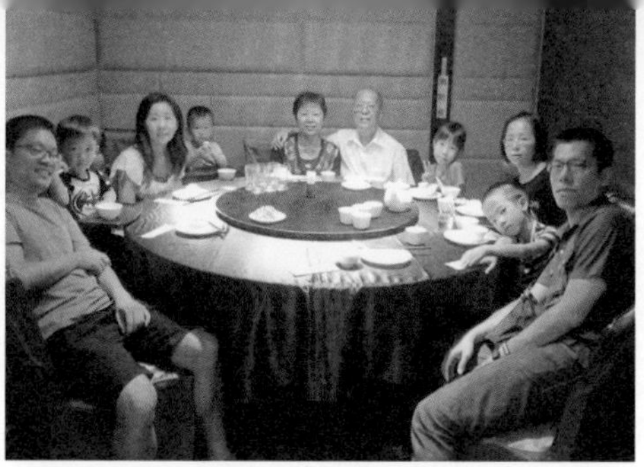

3 | 2 1

1、花蓮旅遊。
2、鹿鼎莊。
3、合家歡。

和菩薩的約定

身體逐漸康復後，我不敢有所懈怠，也在一百年三月下旬回到安全學會，實踐自己的諾言。

正好麥寮工安事件不斷，而被指派接手負責安全管理事宜，後來更承擔安全文化評量與安全管理評鑑輔導任務，順利協助安定生產環境，幾年下來也陸續為幾家重要企業完成安全文化評量與輔導工作，更重要的是為石化業開辦美國石油學會（API）等各種專業課程，號召石化業成立產業安全平台，積極籌備成立財團法人石化業安全衛生基金會。

因為深怕一蹉跎，我的人生就要永遠下課了，於是很快地又投入安全學會（TSC）運作，要用所有的時間，完成對菩薩的承諾。

自己的另一份諾言，則是從公職退休後，接下台灣員工協助專業協會（TEAPA），除了辦理職場員工身心健康促進研討會外，亦也推動加入國際員工協助組織，成立台灣分會，並邀請總會長來台舉辦一場盛大的員工協助方案（EAP）專業論壇；同時也持續計劃為全球華人公司組織員工身心健康協助促進大業而努力。

另外，也積極地建立統一專業人員認證體系、辦理認證培訓，以解決台灣迄今沒有一位專業人員具備國際認證的困境。

躲貓貓的癌細胞

一〇三年五月骨掃瞄，醫師沒察覺癌細胞轉移到骼骨，但是後來走路會痛，因此醫師判斷應已轉移，雖已進行五次電療，但效果不佳。

後來，接受主治醫師建議，參加跨國性治療研究計畫，開始各項事

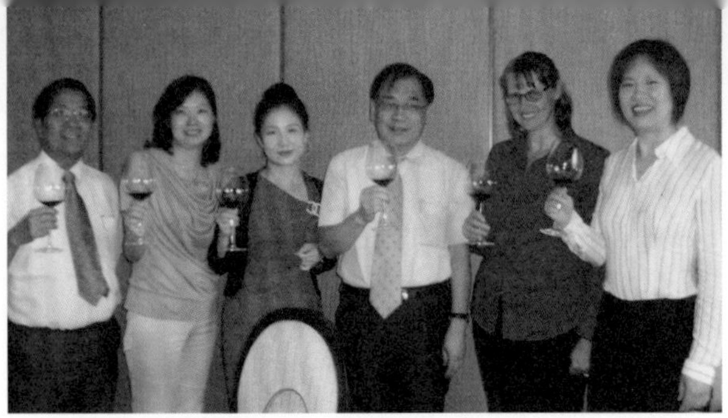

2 | 1
3

1、與殼牌石油（Shell）舉辦論壇。
2、參與兩岸四地職業安全健康交流會議。
3、參加103年EAP論壇。

前檢查，但卻因新藥品質有污染嫌疑而中斷計畫；此時攝護腺特異性抗原（PSA）已達二十三，顯示癌細胞已擴大，因此被轉到腫瘤科，再與醫師討論後，接受劑量調整，恢復荷爾蒙口服藥治療，雖然PSA數值逐月微降，但走路疼痛卻不減反增。

後來PSA降到十六後，數值就停住，再也降不下去，因此同意今年四月開始化療計畫，八月已完成療程，九月又接受導航螺旋刀放射線治療，目前已告一段落。

做為一個病人，除住院接受治療外，每天仍然正常上、下班，維持兩個人民團體的正常運作；只是化療的副作用，逐漸顯現，特別是全身發癢與痠痛感，讓我很難入睡、苦不堪言。化療療程過半後，手腳水腫，肢體末梢神經麻木，導致手指裂開、出血竟毫無感覺，因此對藥物的毒性有更深的體認。

「我為誰辛苦？為誰忙？當自己倒下後，才明白沒有健康，一切成就都是枉然。」夜深人靜時捫心自問，當如坐針氈、舉步維艱，兩種情況一次發生，我深深地感受到進退兩難的滋味，身心靈的雙重折磨並沒有把我擊垮，我暗自祈求能夠回到正常生活。

治療期間，知道維持正常運動很重要，但走起路來，卻舉步維艱，每走一步路，都痛入心扉。強迫自己走個一、二百公尺，實在痛楚不堪，想休息一下，可是一坐下去，骼骨關節卻似針刺，這是治療中令我感到最痛苦的考驗。這情景讓我憶起了腦中風的慈母，總是願意承擔所有農事責任的苦幹實幹精神，在長庚與死神對抗的最後關頭，她雖然離開了我們，但她的精神長留子女心中。

展開重生的翅膀

無論是電療或化療，我都盡量用正面態度面對，用心尋找最佳治療

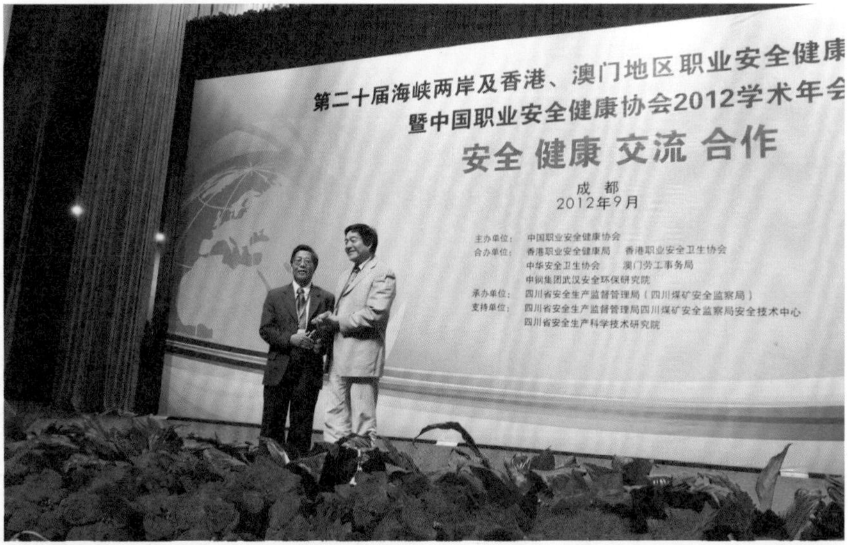
第二十届海峡两岸及香港、澳门地区职业安全健康
暨中国职业安全健康协会2012学术年会
安全 健康 交流 合作
成 都
2012年9月
主办单位：中国职业安全健康协会
合办单位：香港职业安全健康局 香港职业安全卫生协会
中华安全卫生协会 澳门劳工事务局
中钢集团武汉安全环保研究院
承办单位：四川省安全生产监督管理局（四川煤矿安全监察局）
支持单位：四川省安全生产监督管理局四川煤矿安全监察局安全技术中心
四川省安全生产科学技术研究院

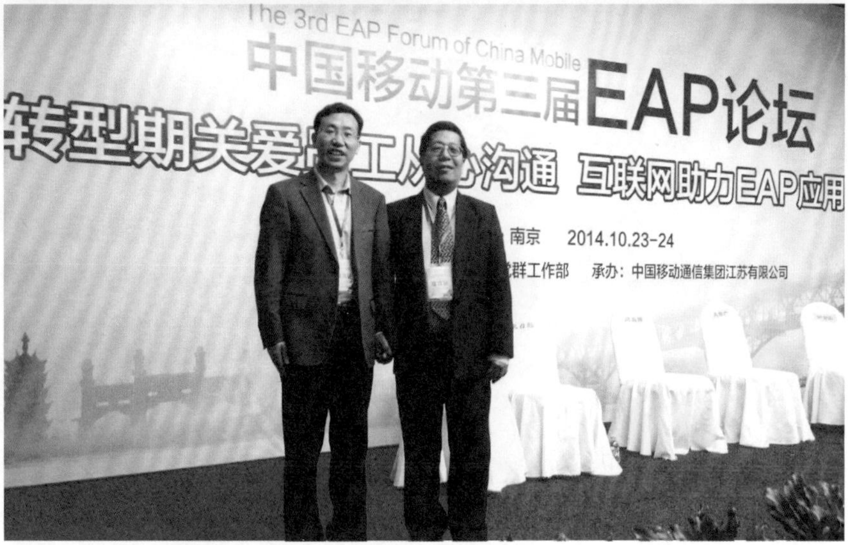
The 3rd EAP Forum of China Mobile
中国移动第三届EAP论坛
转型期关爱
沟通
互联网助力EAP应用
南京 2014.10.23-24
承办：中国移动通信集团江苏有限公司

模式，心情總是放得很開，雖然頭髮在一星期內幾乎掉光，但洗起頭來卻更加輕鬆愉快。同時回想十年前家父健在的時候，幫他洗髮的情景，孺慕之情，油然而生，懷念當年祖孫三代同堂，沉入幸福的喜悅！

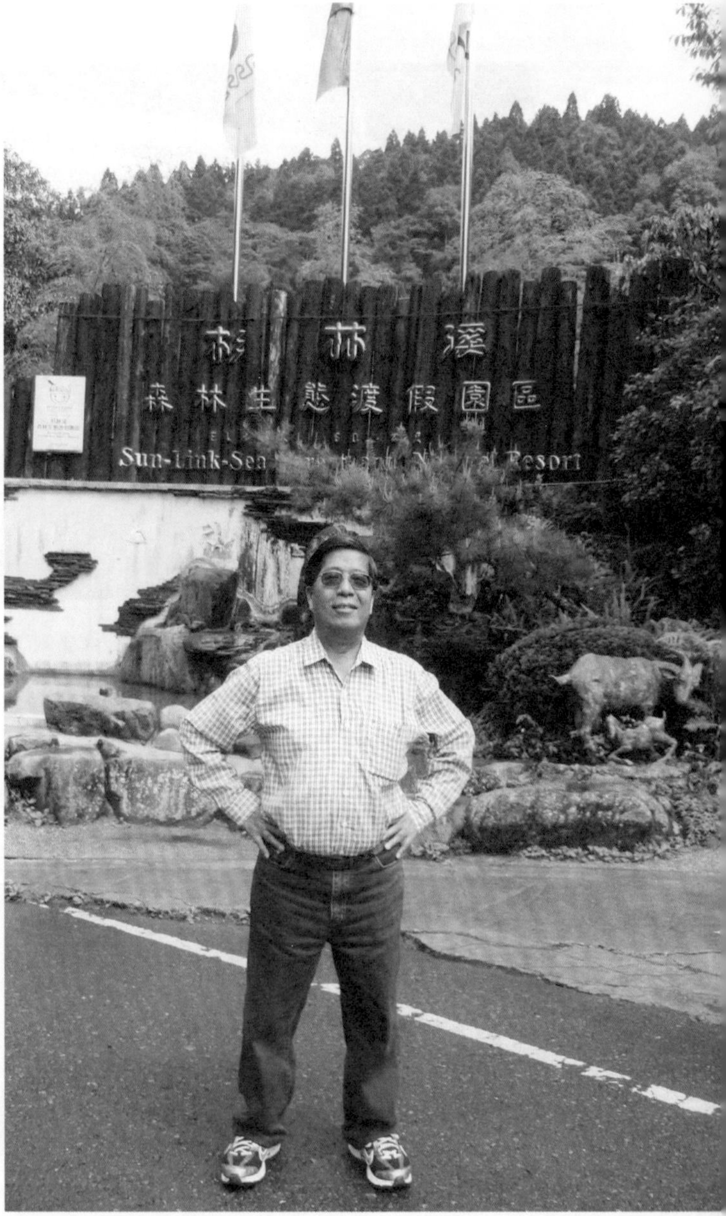

與我接觸的人、醫師，都說我是最快樂的病人，這份情緒燃起兩個學會、協會理監事們熱情參與，有時參加研討會聽講的年輕人，聽到我這段故事，都會含淚擁抱我，知道自己能激發他們熱情，就是一件最有價值的事。

作為一位癌友，我是幸運的，好的醫療團隊，好的治療計畫，正面勇敢接受各種療程，生活規律化、飲食健康化、維持運動習慣、努力做好志工工作，我有充分的信心，實踐父母的教導與風範，為這台灣寶島盡更多心力，讓社會更美好。

菩薩的慈悲，讓我熬過了三十八個月的生命大限，我是感恩且知足的，我也期盼把這份信念分享給更多癌友，照顧自己的健康，勇敢走出心理的陰霾，努力活出生命的色彩，展開重生的翅膀，迎向希望的未來。

3 2 | 1
4

1、杉林溪之行。
2、環島旅遊照。
3、為太太慶生。
4、參加淨山活動。

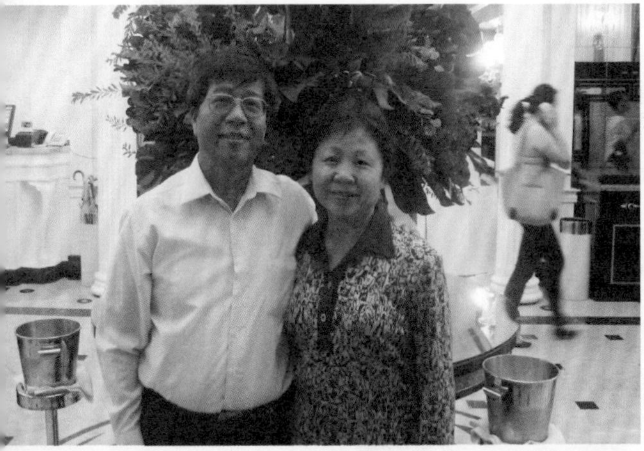

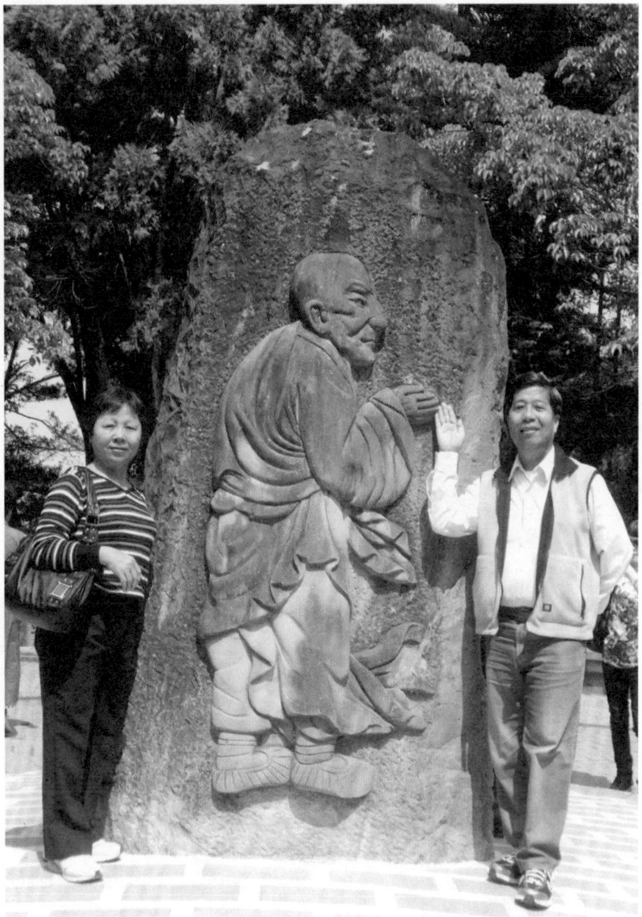

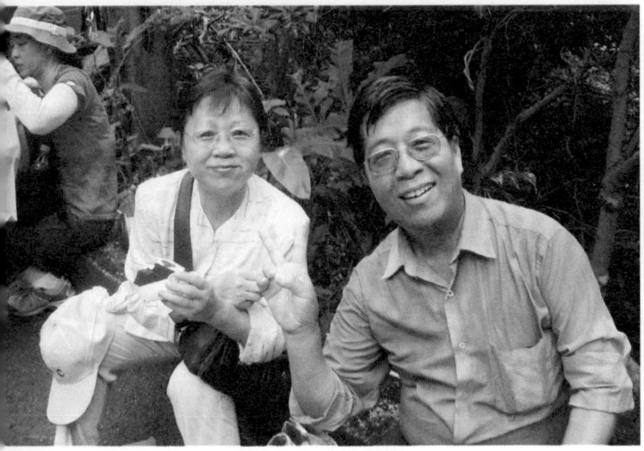

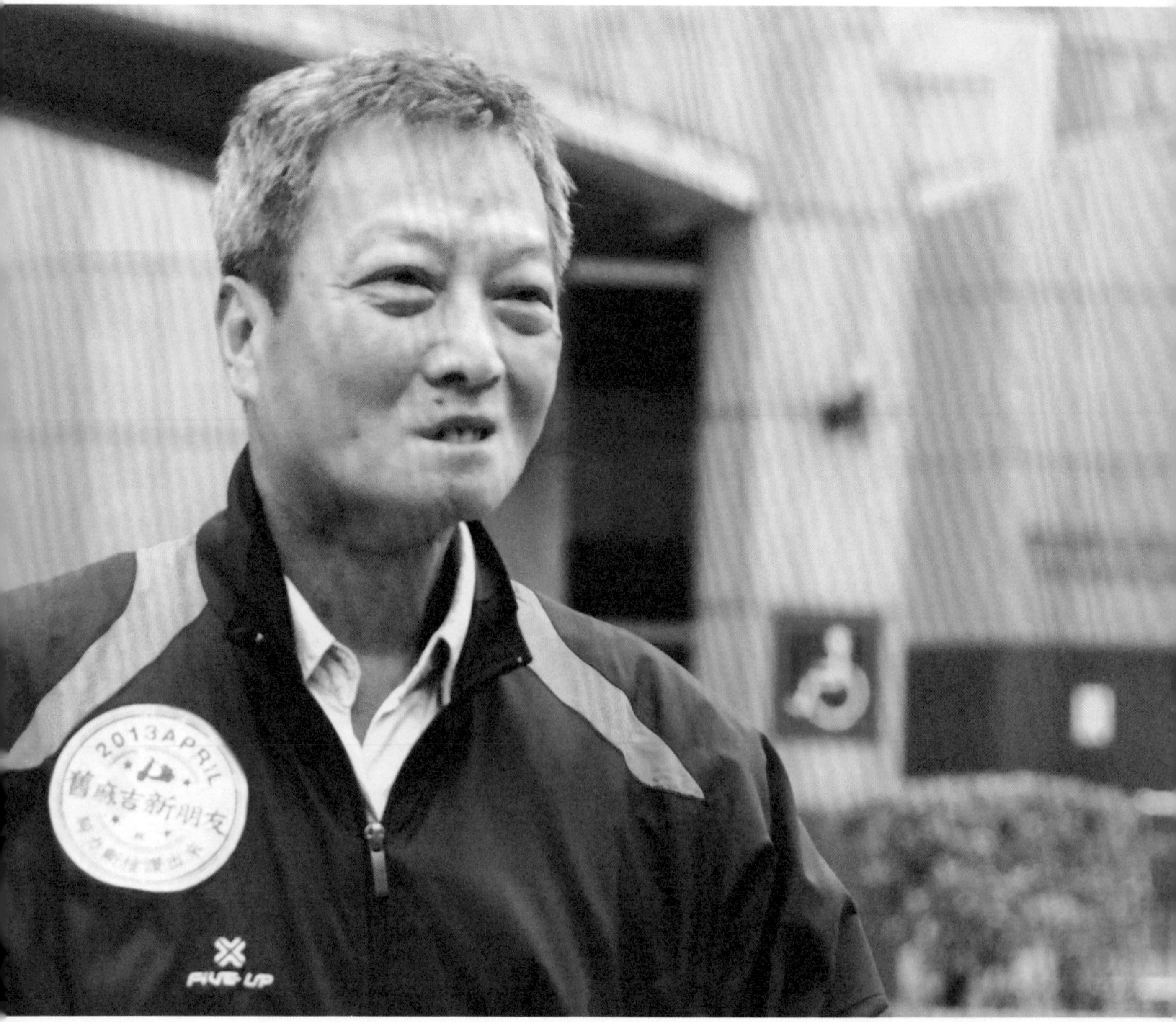
2013APRIL
舊麻吉新朋友
FIVE-UP

10

重機環島的變形戰士／蔡維國

如果能多活一天，就多盡一天心力。

口腔癌 第四期
診斷時間：100年6月

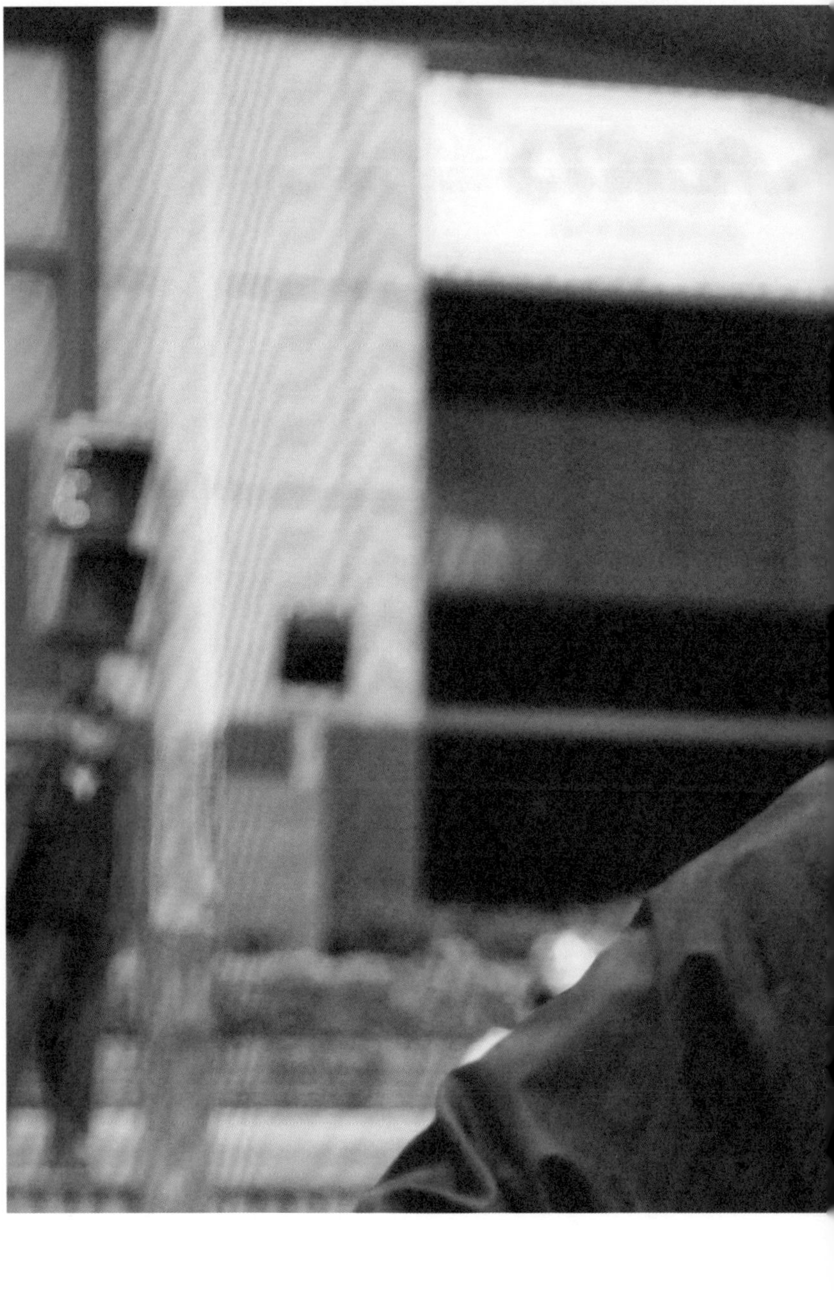

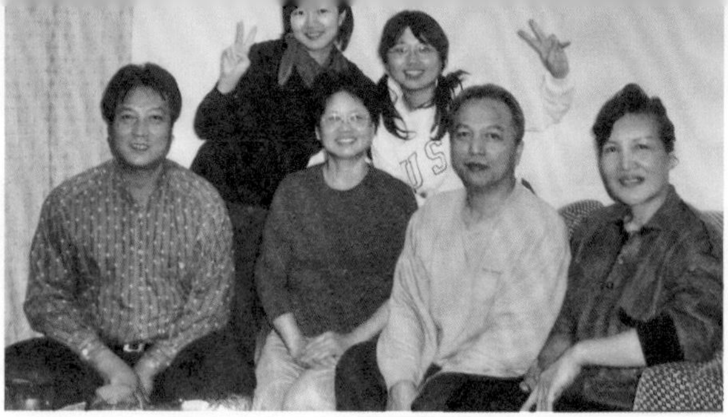

3 2 | 1

1、2、3、
罹癌前．與溫馨的一家人合影。

跨入治療的轉折點，生命就像一張紙，風一吹就飄走了……

如夢幻影般的人生

我，九十八年第一次進行口腔癌開刀，自此封閉了二年才走出來；之後數次復發移轉，多次手術、化、放療的體驗一樣也沒躲過。

最近一次開刀是民國一〇三年底，因化療骨頭壞死，細菌感染，必須全部切除，把牙齒與牙齦全拿掉，醫生還告知這次手術至少要開二十四小時。

我抱著坦然的心情，不擔心外表的變化，在開刀完後的二十一天出院，走在樹蔭下，抬頭仰望從樹縫間灑落下的陽光，我的腦海，不自覺浮現如夢幻影般人生的十字路口……。

健康換取自由的代價

週末晚上七點鐘，牛排餐館人聲鼎沸，座無虛席。不管是自助吧區，還是櫃台前面總是排滿了人，店員像踩著火輪子般左右奔走。

當一排排餐又華麗出爐，掀開鍋蓋，香味立即瀰漫全場。

「老闆，點餐！」

「來了，來了！」

在這其中，我身穿便服，頂著滿身大汗，雖然臉上略顯疲憊，但神采飛揚，常會找空檔跟客人攀談幾句，熟客一下子就能認出我。

這樣忙碌的日子持續了十多年，沒想到有一天會因為與友人的糾紛，使人生有了天翻地覆的改變。

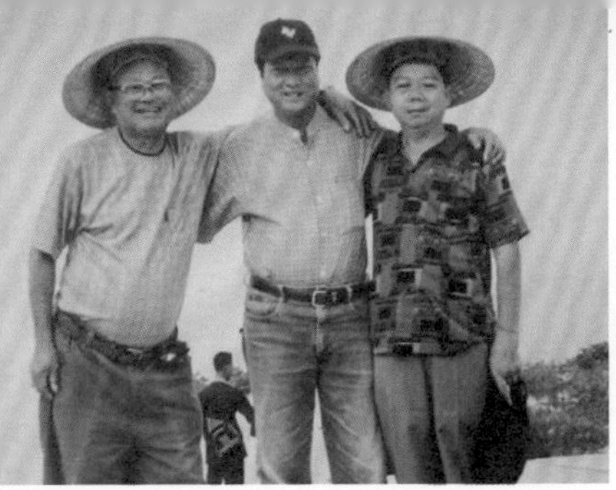

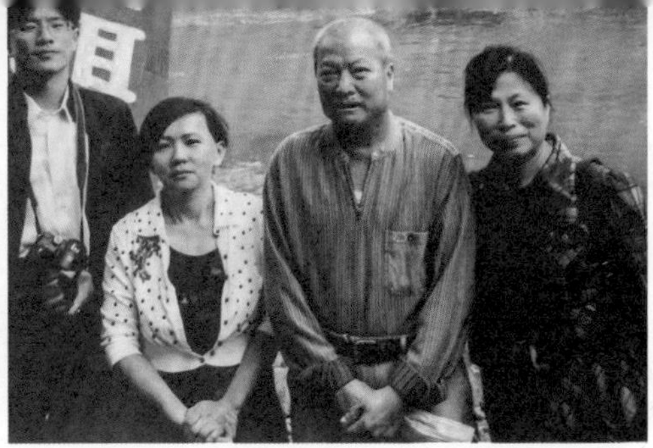

失去自由的恐懼

一瞬間，我從叱吒風雲的餐飲業老闆，變為遭到抹黑的被告人。

當收到法院通知書時，心裡很是恐懼。「罪名一旦成立，我將變成五年半不見天日的階下囚。」因為恐慌失去自由，我想盡辦法要打贏官司，在惶惶不安之中，過了四年行屍走肉般的日子。訴訟期間，雖然並未真正失去自由，但我的內心卻被這個想法徹底綁架了，身體更被菸草、烈酒與檳榔輕易地控制住。

當在審判庭上，法官最終宣告我無罪，但一轉身，人生卻沒有因此而風平浪靜，反而收到更殘酷的判決書。

「蔡先生，經過檢查，我們確定你目前是口腔癌第四期。」連續的打擊令我沉痛不已，我不問「為什麼是我？」而是「為什麼我親手毀了自己的健康？」

抗癌公式，病痛讓人失望無助

抗癌的公式——拒絕它、面對它、接受它、處理它，放下它，許多人都能琅琅上口。

但對當事人而言，真是說得容易，做起來卻困難重重。從第一步走到最後一步，這過程漫長而煎熬。

當醫生告知我，腫瘤已經四公分大，必須馬上開刀，直到手術後，再次看著鏡子的自己，我瞠目結舌的說：「這是……我嗎？」為了切除癌細胞，醫師必須在我的口腔內動手術，把整個臉頰掀開來，再用身體某部分的皮膚來縫合。

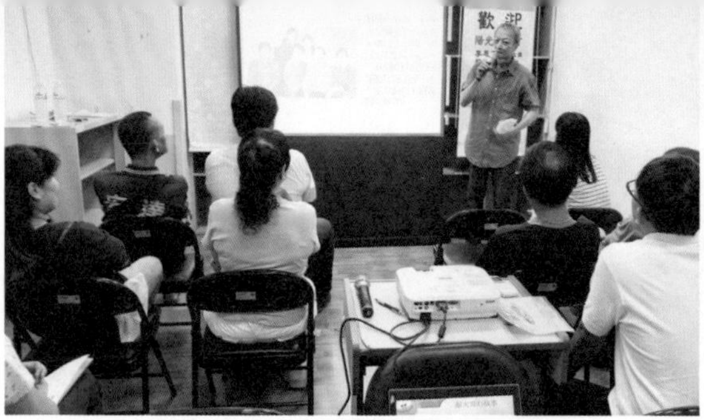

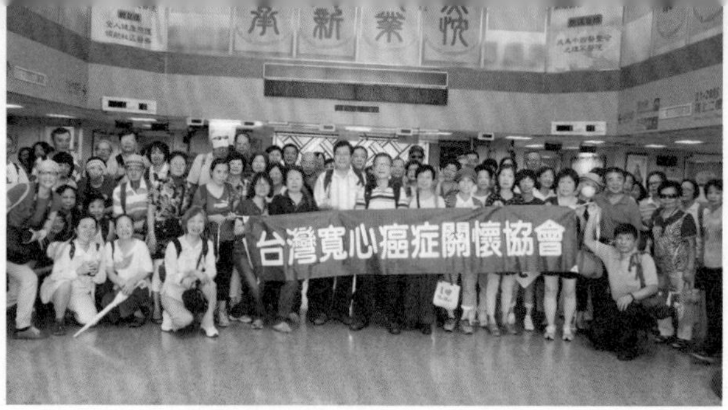

此時我才明白，快樂的生活、健康的身體已不復以往，永遠無法回復到原來的樣子了。

兩年多的治療期間裡，我不敢與人為伍，癌細胞數次復發移轉，默默承受放、化療的考驗。

之後一〇三年底又再一次接受大手術，整整麻醉了二十四小時的我，被送進加護病房觀察。也許是麻藥，也許是身上插滿管子，手腳被束縛，那股失去自由的痛苦與無助感，不斷在心中盤旋不去。

得心自在，境隨心轉

就在情緒即將崩潰的那一刻，我腦中突然浮現曾經抽到的一張「得心自在，境隨心轉」的籤詩。還記得那時讀著這幾個字，心靈立即沉澱了下來，那是我病後第一次感到生命希望的火苗仍沒熄滅。隱約感受到，這一場病，將會使我的人生得到更大的昇華。

在一場演講活動中，陽光基金會的小冊子把我領進志工之門，但初期的我，只是抱著受人恩惠應當回報的想法，參與服務。

沒想到，在某個志工排班日，偶然聽到許中華醫師演講「去邪扶正」的癌症處理原則，受他的感召，加入中醫癌症關懷病友會後，從接受輔導到知道如何關懷別人，讓自己、疾病、他人和信仰，自然而然地合而為一，藉此引動並增強扶正的力量，幫助自己也幫了別人，走向陽光。

常有人問：「你的鬥志是怎麼來的？」我的第一個妙計是苦中作樂，這需要做心態的調整。

「如果還是很苦呢？」第二個妙計更簡單，就是物以類聚。

4 3 5 | 2 1

1、散播溫暖的「台灣寬心癌症關懷協會」。
2、4、面對罹癌，我已能侃侃而談。
3、使用鼻胃管進食。
5、生活上的不便，也能一一克服。

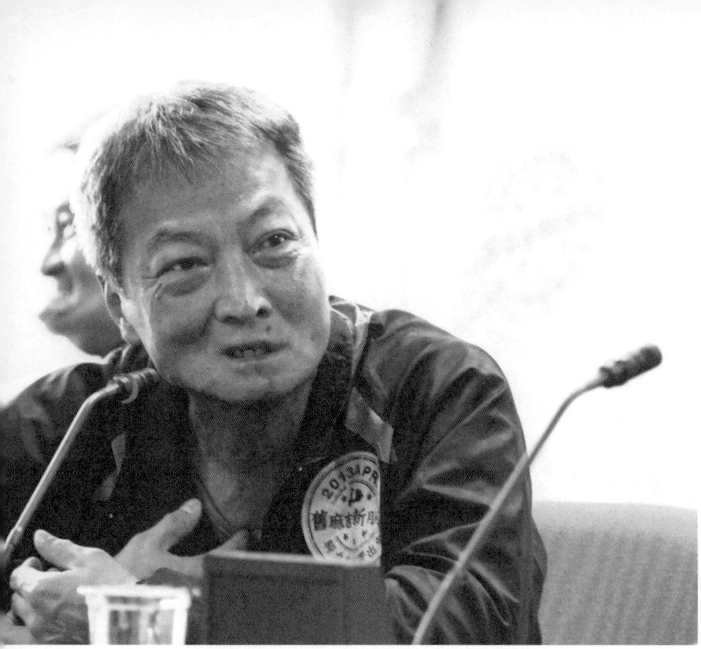

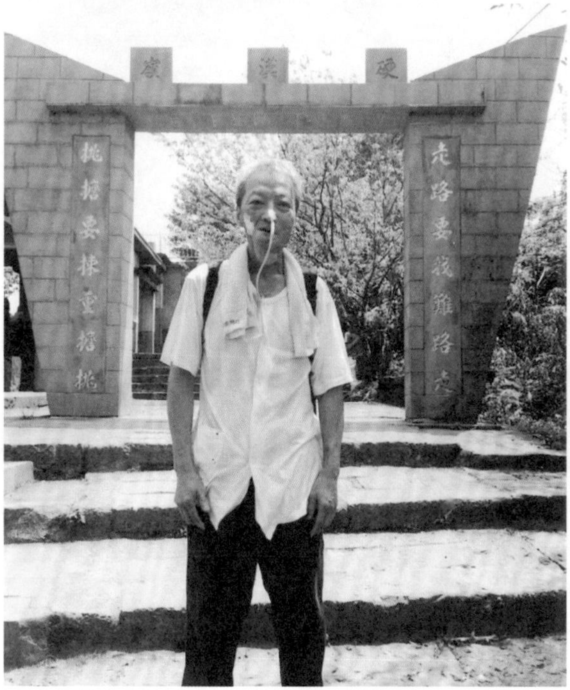

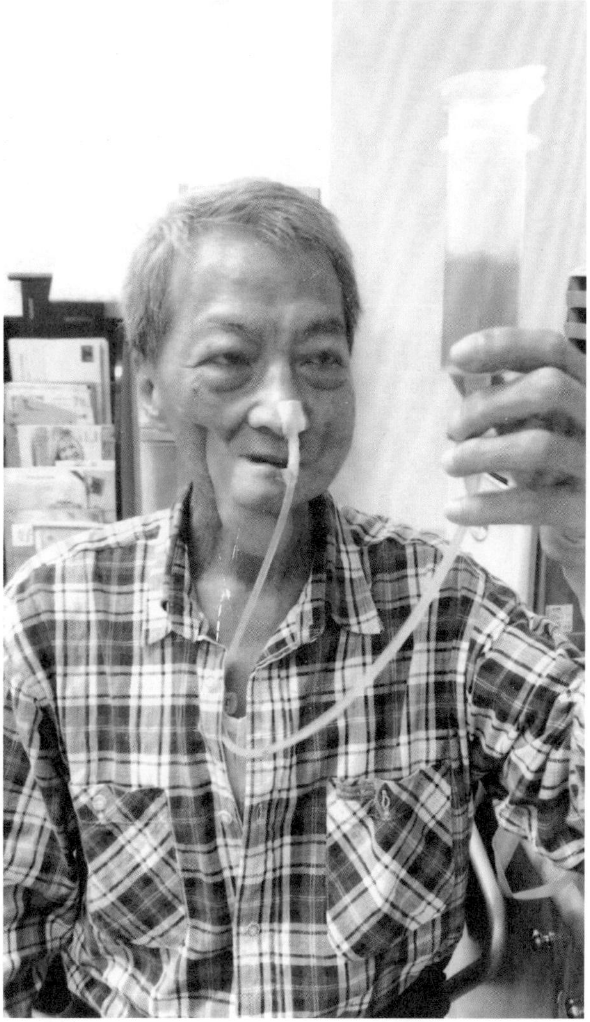

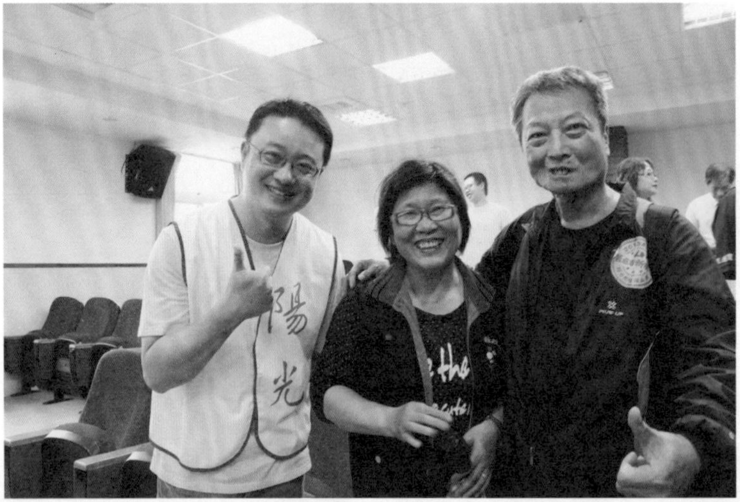
陽
光

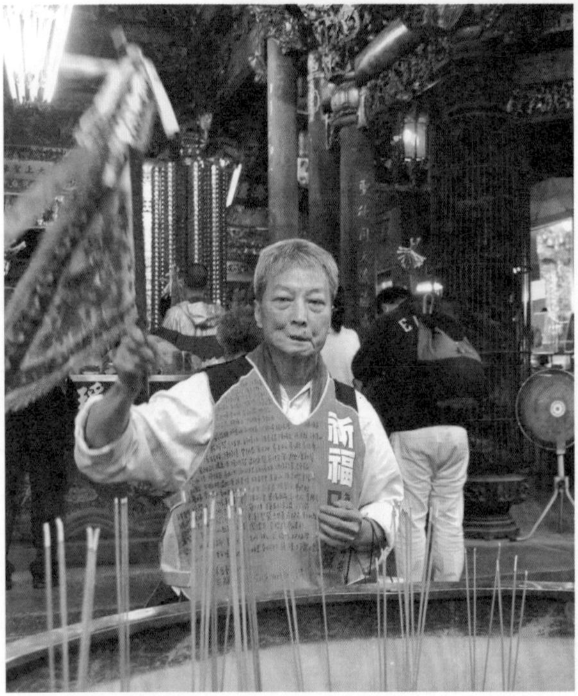
祈福

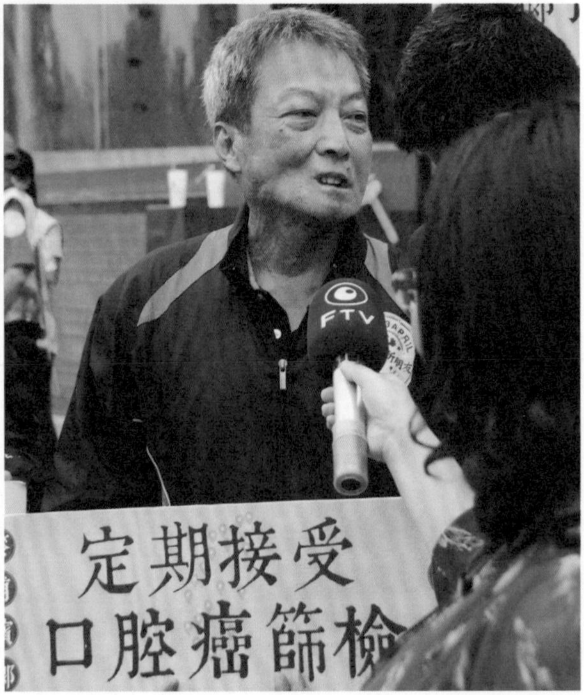
FTV
定期接受
口腔癌篩檢

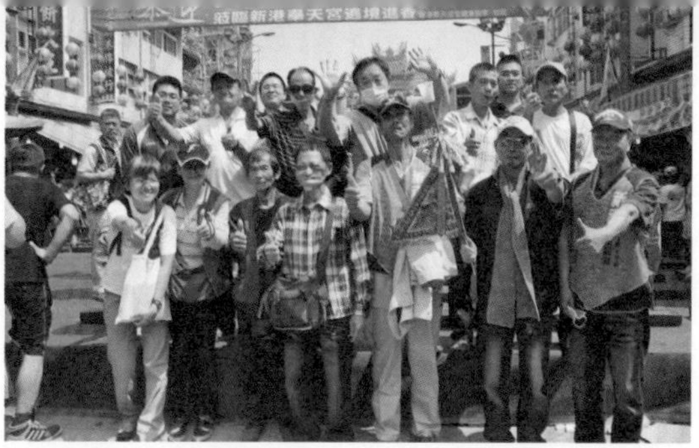

4 | 1
3 2

1、2、成為陽光口友騎士團，環島宣導口腔癌防治。
3、4、參與大甲媽祖遶境，為全台口友祈福。

當一群喉友、傷友、病友聚在一起時，你絕對會看到比自己更苦的人，別人就是激勵你的力量來源，而且大家聚在一塊兒，力量也會聚合起來，每個人吸取養分的同時，也把養分發散出去。

第三，在「聚」之外，自己還要做「散」的功課，意思就是放寬心，不要把癌細胞當成務必除之而後快的敵人，信任醫療團隊，並讓心回歸初始的純淨。

「當一個人內心波濤洶湧、忿恨不平時，身體必然會發生問題。反之，心念一轉，再大的劫難似乎也能安然度過。」與牢獄之災和死神擦身而過後，我終於醒悟到身心相連的道理。

變身「蔡頭騎士」

我加入由口腔癌病友周培圓與「新北市二十一世紀重型機車旅遊發展協會」哈雷重機車友組成的——「陽光騎士團」，我變身為「蔡頭騎士」。

從板橋火車站出發，展開為期十二天的環島宣導之旅，我們一邊騎車環島，一邊宣導口腔癌防治，每到一個城市，我們就先到縣市衛生局打卡，與當地衛生局一起鼓勵更多病友走出家門、戒除檳榔。

這份自由，再也不會有任何人剝奪得了。我用「心」來找回自由、享受自由，以及歌頌自由。我做到了！

而我也分享著自己治療歷程，更以親身經歷奉勸所有人遠離菸、酒、檳榔的危害。

站在台上，我以堅毅的口氣現身說法，台下的人或許無法聽得很清楚，但此時的我，已無畏自己外貌的改變、說話表達是否完整，以及旁人好奇的眼光，讓我即使戴著鼻胃管，也能自在的演講，參與

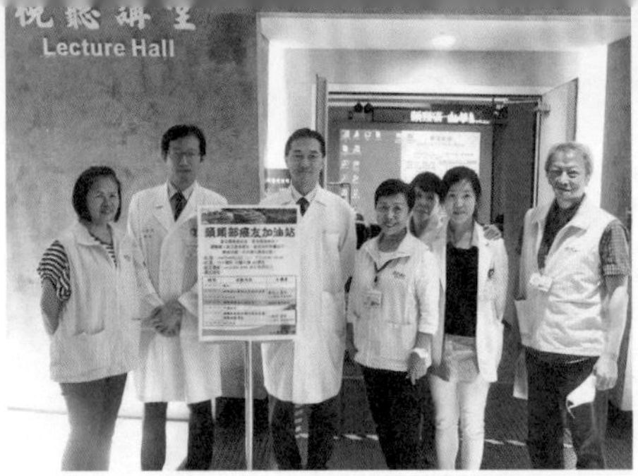

2 | 1

1、參與臺大癌症資源中心的志工服務。
2、變裝成為宣導戰士，拒絕檳榔。

志工服務，或者做任何想做的事。

發芽的種子，名爲希望

目前我固定在台大癌症資源中心做病房探視，繼續參與陽光基金會口友宣導，也在聯醫林森中醫院區做安寧關懷，隨同社工和護理師做居家探訪，透過病友會提供諮詢服務，到社區演講、騎機車環島宣傳等等，身上雖然還有癌細胞，但每天都忙著助人，因此過得很快樂。

縱使我的體力已大不如前，仍把握每分每秒做更多有意義的事，尤其是對病友有幫助的事，我都想盡力完成，最終目的只有一個，與癌友們分享如何解開心中的枷鎖，以寬心包容生命中的每一頁。

如果能夠藉此提供心理層面的支持，轉移病友的心態，就是一件深具意義的事！

我相信，只要有覺知，起而行，無須過多言語，終能將正能量傳染給別人，帶來正面的影響。

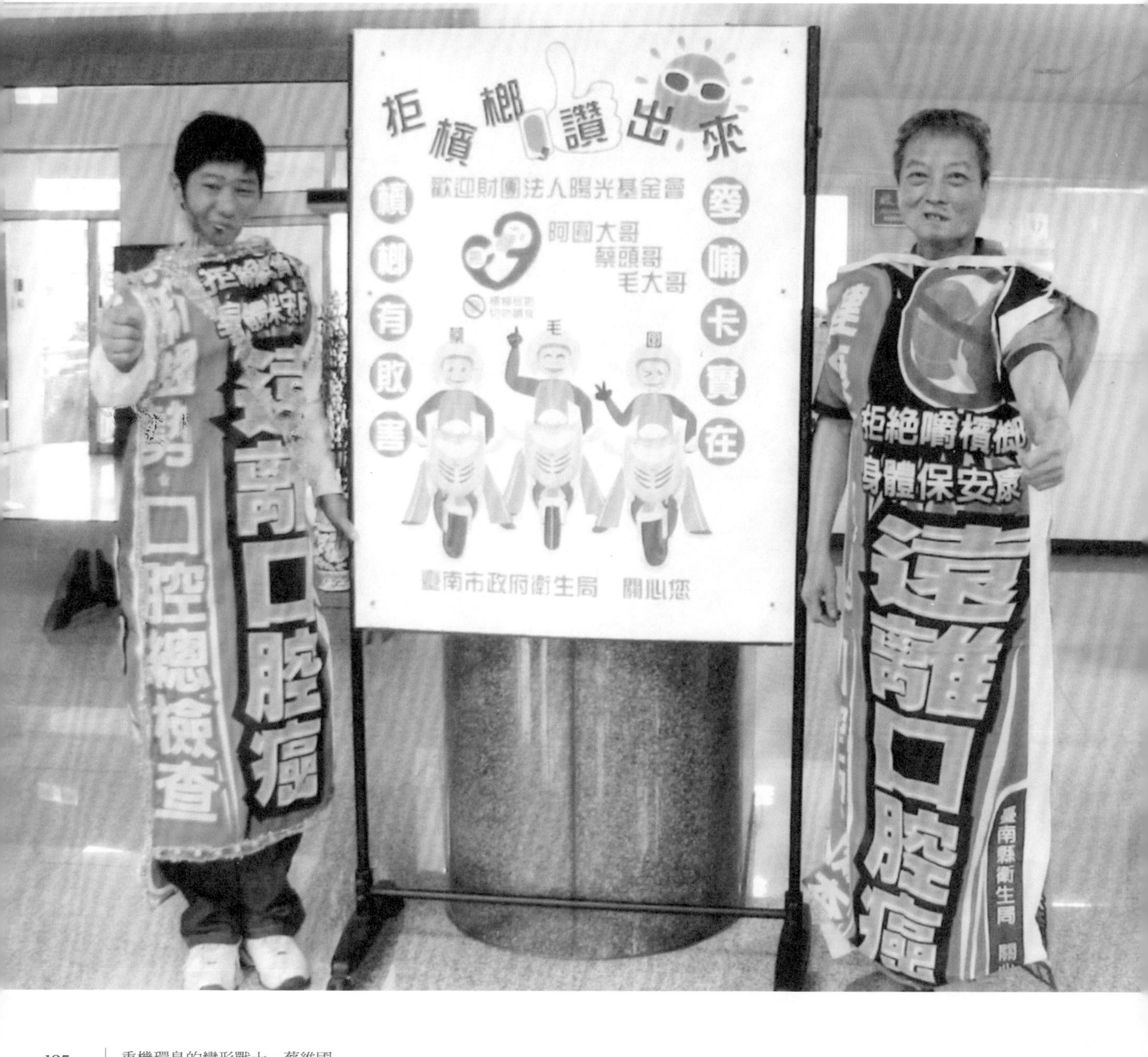
拒檳榔讚出來
歡迎財團法人陽光基金會
阿圓大哥
蔡頭哥
毛大哥
檳榔有敢害
臺南市政府衛生局 關心您
拒絕嚼檳榔
身體保安康
遠離口腔癌
臺南縣衛生局

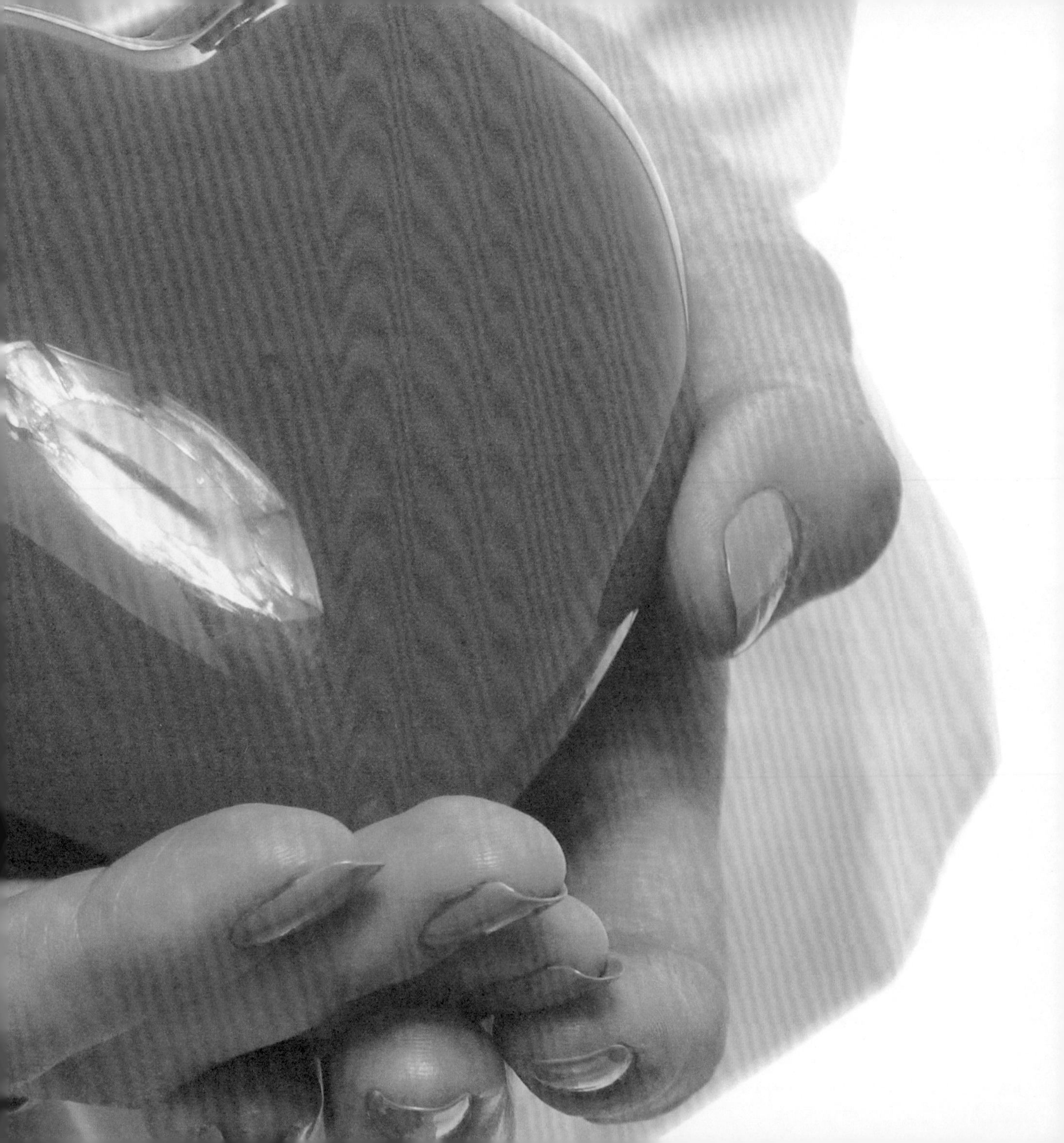

〔專家篇〕

找出癌疲憊因子，消弭癌因性疲憊症

面對癌症，個人需要擁有正向樂觀的心態，親人、病友團體的鼓勵和打氣也相當重要，還有一群認真專業的醫療團隊，更是重要的幕後功臣。

邀請醫師、物理治療師、營養師針對「癌因性疲憊」（Cancer Related Fatigue, CRF）提出改善方法，跟著專家的腳步，一起打擊癌疲憊，找回身心靈的健康與活力！

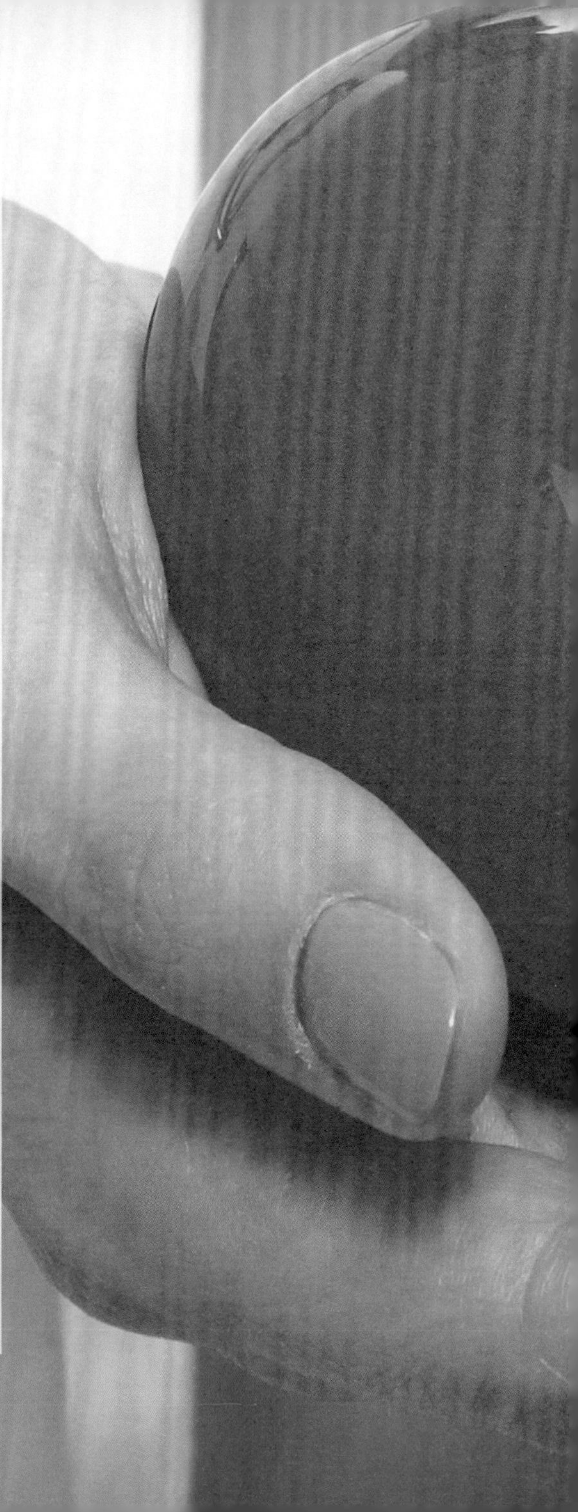

什麼是癌因性疲憊？

一、癌因性疲憊症與一般疲憊有什麼不同？

還記得知名提神飲料廣告：「你累了嗎？」隱喻著現代人常見疲勞所帶來的影響，一般人的疲憊可以透過充分休息或睡眠來緩解改善，但是當疲憊找上癌症病患時，在平常就缺乏能量的狀態下，無法單純藉由休息來緩解，對於病患們的影響程度甚深，常常聽到他們形容自己疲憊會感到「仙道到」（台語）、無精打采、注意力無法集中、沒氣力、沒有胃口等。

癌症病患在治療期間常見的副作用大多是噁心、嘔吐、食慾不振、掉頭髮、虛弱無力等等，曾有研究指出癌症病人於接受化學治療或放射線治療期間，預期「疲憊」要比疼痛、噁心或嘔吐更困擾著癌症患者的生活（如圖一）。

美國臨床腫瘤學會（ASCO）早在一九九七年即開始探討「癌因性疲憊症」（Cancer Related Fatigue, CRF）議題，指出癌症患者接受治療後，在相關的副作用中，疲憊最困擾癌友的生活起居。世界衛生組織（WHO）於一九九八年將「癌因性疲憊症」列在國際疾病與相關健康問題之分類第十版（ICD-10）中，定義為值得重視的疾病，因為，這種無法透過睡眠和休息緩解的擾人症狀，會讓癌症病患無論睜眼閉眼，都處在累的狀態中，身心俱疲，更常因此中斷療程而影響治療成效。

癌因性疲憊症，顧名思義即為因癌症治療所引起之身心疲憊症，根據美國國家癌症資訊網（National Comprehensive Cancer Network, NCCN）將「癌因性疲憊症」定義為「一種與癌症或癌症治療有關，使人主觀上產生持續性，且難以遏止的體能、情緒及認知的疲憊或精疲力竭，並進一步造成活動力不如以往，且干擾日常生活功能之症狀。」

二、哪些人會發生癌因性疲憊症？

約七至八成的癌友會出現疲憊的症狀，尤其是治療期更為嚴重。癌因性疲憊症發生的機率與程度，會因癌症的種類（如圖二）、期別、

圖一：常見癌症治療副作用

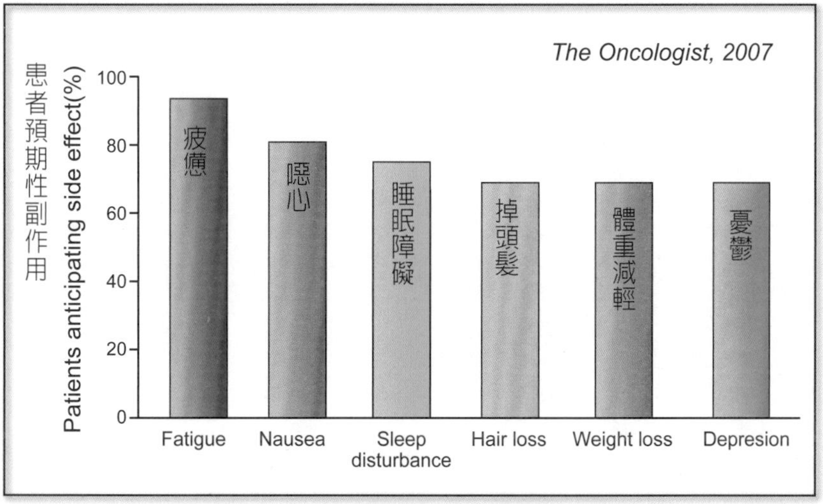

圖二：各癌別出現癌因性疲憊的發生率

癌症診斷	癌因性疲憊發生率	癌症診斷	癌因性疲憊發生率
肺癌	33%	卵巢癌	12%
攝護腺癌	23%	子宮頸癌	10%
大腸直腸癌	12%	乳癌	8%

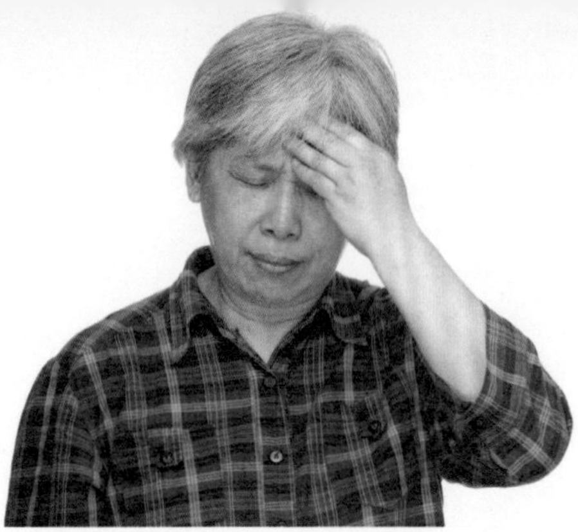

接受的治療方式以及不同的檢測評估工具，而有明顯的差異。

曾有文獻指出，約有百分之七十五至八十的癌症病人有疲憊症狀的問題，接受化學治療的病人約為百分之五十九至九十六，接受放射線治療的病人約為百分之六十五至一百，百分之八十至九十的癌末病患被診斷出同時有癌疲憊，尤其是正在接受癌症治療、身體功能較差、疾病程度較為嚴重的病患，疲憊程度較為嚴重。而長期癌病存活者也約有百分之三十的人，會有癌因性疲憊症的陳述。

有鑑於疲憊問題受到重視，台灣癌症基金會曾於二〇一一年進行「癌因性疲憊症」癌友狀況調查發現，癌友無論治療療程是否正在進行，有高達七成以上的比例「時常感到疲憊」狀態，有五成以上之癌友認為這種疲憊是「無法藉由睡眠或休息來緩解改善」，並且有近三成以上的癌友認為「疲憊比掉髮、嘔吐或疼痛更讓自己困擾許多」。

當疲憊來臨時，有超過兩成癌友因此無法處理日常事務（如：洗澡、如廁等生活自理），以及高達三成三的癌友因為疲憊「嚴重影響治療療程、營養攝取及生活品質，因而中斷治療」。癌疲憊症狀也會造成病患的情緒低落，失去與人接觸的動力、對未來感到無助而沒有期待，甚至易發生厭世、輕生等令人遺憾的事情。因此，有七成六的病患期望處理癌疲憊問題，以提升生活品質，進而增加抗癌信心，可以順利完成療程。

三、癌因性疲憊會出現哪些症狀

癌因性疲憊症為個人主觀感受，帶來全面性的影響，主要有三大面向：

體能方面：

主要為虛弱、四肢無力，無法經由休息改善，連步行一小段距離、

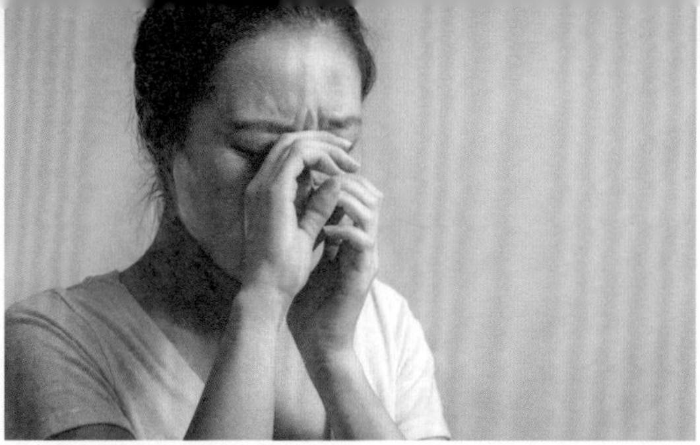

清掃家裡、處理日常家務都做不到，影響到日常生活。

認知方面：

健忘、注意力不集中為常見表現。

情緒部分：

可能會有易怒、悲傷、焦慮、憂鬱、情緒麻木等，做任何事情時沒有動力、對活動沒興趣，造成無法正常參與社交、工作活動、享受生活。並容易產生負面想法，如：癌症是否復發、身體無法負荷治療、是否該放棄治療、擔心治療無效、是否即將面臨生命終點、即將成為家裡負擔、身心受苦。

癌因性疲憊症初期，可能會影響病患遠程活動及步行的距離，隨著嚴重度增加，病患漸漸沒有力氣持續處理工作，進而被迫改變職涯目標。甚至影響日常事務或家務的進行，有部分病患會因此需要聘僱他人處理家務，更嚴重的疲憊，使得病患連進食或咀嚼都沒有氣力，而嚴重影響營養攝取及治療預後。

疲憊除了對病患帶來生活品質或治療療程極大的影響，對於家屬及照顧者也造成相當大的衝擊，為了照顧體力不足、生活功能自理能力差的病患，家屬需要花費更多心思照料，進而影響工作或增加額外的開銷負擔。

四、造成癌因性疲憊症的原因

造成癌因性疲憊症的原因相當複雜，主要分為五大面向（圖三）：

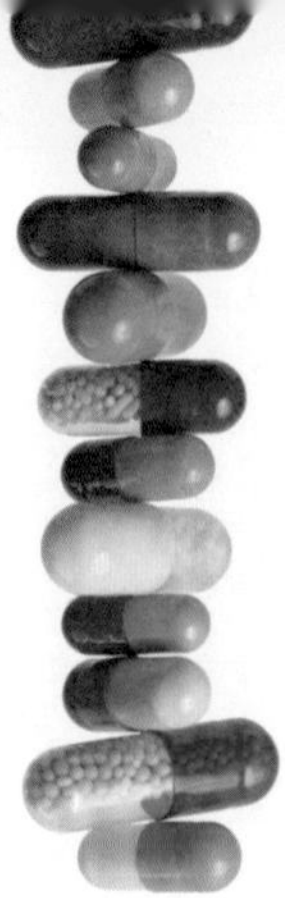

圖三：造成癌因性疲憊症的原因

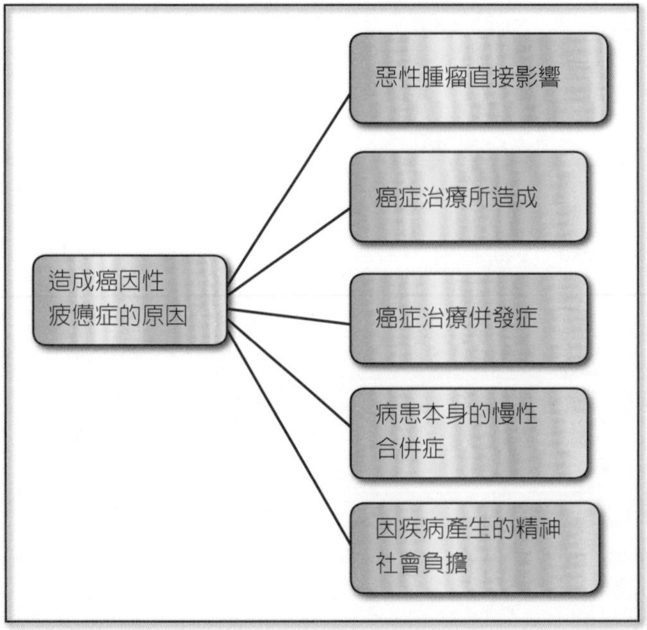

惡性腫瘤直接影響：

腫瘤可以直接（如：影響骨髓造成貧血）或間接（形成毒性物質，影響正常細胞運作）造成疲憊症。若因為腫瘤造成的呼吸困難，或其他症狀，亦有可能合併疲憊症的產生。

癌症治療所造成：

（一）手術：許多病患需要外科手術的治療，手術對於人體的負擔極大，但此種疲憊較容易隨時間而康復，但要預防相關併發症的發生。

（二）化學治療：化療常常會導致疲憊，部分病患會因為情緒的變

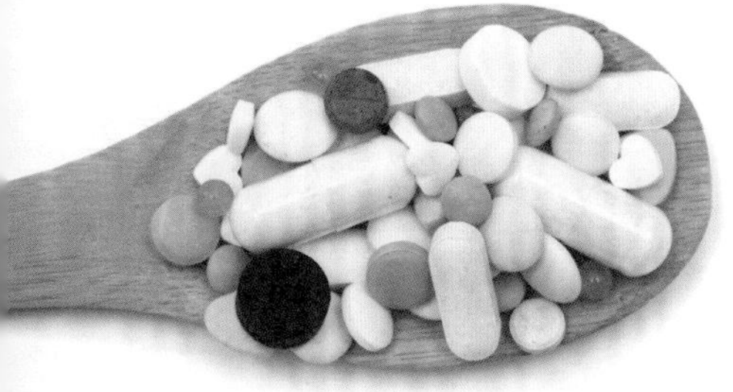

化、睡眠狀態的改變，而在診斷或治療期間感到疲倦，而噁心、嘔吐、慢性疼痛及體重減輕也是原因之一。

（三）放射線治療：癌症患者，會因為需要更多的能量，來修復被破壞的組織，所以，放射線治療常常與疲憊有密不可分的關係，通常在療程之後會逐漸減緩，但有些症狀會持續數月或數年，若病患年紀較大、疾病進展較為嚴重或使用合併的治療（如：化療併用放療），更容易造成較嚴重的疲憊症。

（四）生物療法（如：標靶治療）：亦常產生疲憊，治療病患常會有類似感冒的疲倦無力，以及同時產生發燒、畏寒、肌肉疼痛、頭痛。

（五）荷爾蒙治療：曾有研究指出，部分罹患乳癌和攝護腺癌的病患之疲憊症狀，與接受荷爾蒙治療相關，其疲憊可能與促性腺激素的功能受影響相關。

癌症治療併發症：

（一）貧血：貧血是造成癌因性疲憊症最主要原因之一，貧血多導因於癌症，癌症治療或其它相關治療的副作用。

（二）營養不良：生病時，身體需要更多能量來修補及康復，但病患常常無法從食物獲得足夠的營養，其主要原因包括：身體無法正常吸收消化、對熱量的需求增加（因為腫瘤進展、感染、發燒或呼吸困難）、攝食量的減少（食慾減低、噁心、嘔吐、腹瀉或腸阻塞造成）。病患營養狀況不佳時，易出現疲倦的現象。

（三）藥物副作用：許多化學治療外的藥物，也會造成疲憊症，如：為控制疼痛而使用鴉片類藥物，會使人昏昏欲睡，長期的服用會降低性荷爾蒙的分泌，也因此加劇疲憊症的症狀，另外，有鎮靜效果的藥物，如：治療憂鬱的三環抗憂鬱藥，或抑制鼻腔過敏的抗組織胺藥物，都有令人嗜睡的副作用，更容易加重疲憊症的症狀。

（四）身體功能變化：喪失身體功能或惡化，會使日常生活活動量減少，因而加深疲憊感。

（五）睡眠狀態改變：被打擾的睡眠、睡太少、睡眠品質不佳、白天睡太多或日常活動的缺乏，亦會使癌因性疲憊症加劇。

（六）疼痛：可能因為疼痛造成身體活動受限、情緒低落、睡眠障礙、進食慾降低，引發疲憊的產生。

病患本身的慢性合併症：

有其他合併疾病的癌友，往往更容易感受到疲倦，如：有心血管疾病、甲狀腺疾病、糖尿病或呼吸系統疾病的病患，會因為身體狀態更為複雜或使用多種藥物，而造成更大的疲憊，其他合併症還有感染、酒精成癮、腎臟病、神經系統疾病、肝臟疾病等。

因疾病產生的精神社會負擔：

病患在面對疾病及生活改變的情緒、態度或對壓力承受的能力亦會影響，焦慮與沮喪為造成疲憊的重要原因之一。有百分之十五至二十五的病患會具憂鬱傾向（對日常生活失去興趣、缺乏注意力、無助），會使得疲憊感加劇，即使身體狀況改善也難以減輕，這源自病患對疾病診斷或治療的心理壓力。

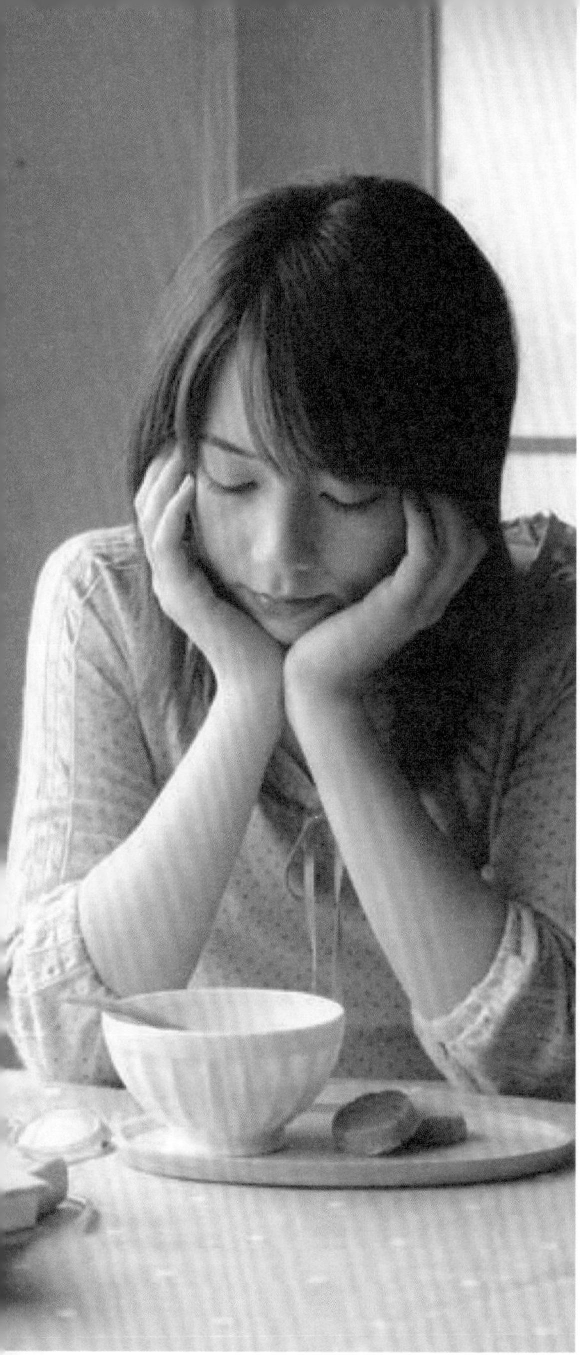

五、癌因性疲憊症的致病機轉

每位病患發生癌因性疲憊症的原因，與致病機轉不盡相同，無法用單一的原因來解釋。但是，癌因性疲憊症的各種致病原因，會因病患本身的體質差異，產生複雜的交互作用，誘發免疫系統產生不同變化，使得免疫細胞產生一系列的質變：包括腫瘤相關巨噬細胞（TAM）產生異常分化，讓T淋巴球產生質變，具有抑制免疫作用的調節型T細胞大量增加，使得人體的免疫調節產生失衡狀態，導致促進發炎反應的細胞激素，增加釋放至全身，引發腫瘤相關發炎反應。

另外，下視丘—腦下垂體—腎上腺內分泌軸（HPA axis）抗壓調適功能失常的影響，也會使內分泌無法正常運作，自主神經系統因而失調，而這些內分泌免疫系統的變化，會影響大腦內神經傳導物質的改變，導致神經與精神功能的失常，出現睡眠障礙、憂鬱、認知功能退化，進而發生癌因性疲憊症。

你是癌疲憊的一員嗎？

目前，臨床上癌因性疲憊症診斷，以國際疾病分類第十版（ICD-10）為診斷準則。美國國家癌症資訊網（NCCN），所制訂的癌因性疲憊臨床指引中，已將癌因性疲憊列為癌症患者的第六大生命徵象，為所有癌症患者，皆需要常規篩檢和處理的課題。同時，病患可透過疲憊量表幫助自己了解疲憊情形，當檢測出大於四分中度以上的疲憊時，可以請教主治醫師，並進一步評估疾病史、生理檢查，找出癌因性疲憊症可能的原因，及可能可以的處理方式。

一、癌因性疲憊症之臨床評估

疾病史評估

檢視目前疾病狀態、治療進展，以及治療對疲憊改善程度及病患對治療的反應。

生理功能檢查

評估疲憊對病患生理功能、日常生活的影響。

評估疲憊導因

評估可能發生疲憊的原因，確認檢驗數據是否正常，如：血清蛋白、電解質與甲狀腺功能檢查。

評估疲憊症狀（ICD-10）

- 生理：身體虛弱、肌肉無力、睡眠障礙、疼痛等。
- 心理：焦慮或沮喪。

・認知：對外界的注意力、動機降低。

二、國際疾病分類第十版（ICD-10）癌因性疲憊症診斷準則

A項

在過去一個月中至少有兩週的每天或幾乎每天都會出現下列情形：

A1	明顯的疲勞、減少能量、增加休息，任何最近的活動程度有明顯改變。
A2	全身無力或四肢沉重。
A3	集中精神或注意力的能力降低。
A4	從事日常活動的動機或興趣降低。
A5	有失眠或嗜睡之情況。
A6	睡不飽或睡眠後仍無法提振精神。
A7	需要掙扎才能克服沒有活力之情況。
A8	因為疲憊而有如悲傷、挫折或易怒等明顯的情緒反應。
A9	因為疲憊而難以完成每日的工作。
A10	記性變差。
A11	活動後覺得疲倦且持續數小時。

（A1、B、C、D為必要條件，A2-A11中需要有五個以上的表現。才能診斷為癌因性疲憊症）

B項

疲憊的症狀在社交、職業或其他重要領域上造成困擾或影響。

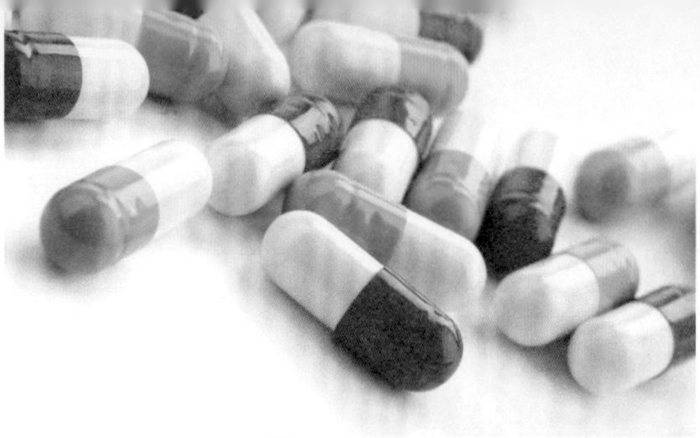

C項

疾病史、理學檢查或生化檢驗顯示這些症狀是由癌症或癌症的治療所造成。

D項

疲憊不是來自於精神共病，如：重度憂鬱症、身心疾患、身體化症或譫妄等。

癌因性疲憊症的評估及分類為癌症患者臨床處置上的首要步驟，當疲憊的程度被確立時，才可依據疲憊的差異程度來提供病患不同的治療計畫。由於病患為疲憊的主觀感受對象，協助病患自我評估與引導表達疲憊的程度最為準確，因此在評估癌因性疲憊時，必須將病患本身的主觀感受列入考量，其他因素還包含個人疾病史、理學檢查、生化檢驗數據，以及家庭成員對病患生活習慣改變的描述。

三、台灣版簡明疲憊量表（Brief Fatigue Inventory Taiwan, BFI-T）

進行檢測前，請病患先簡單的思考下面三個問題：

問題一：你現在有任何累或疲憊的感覺嗎？

問題二：如果有，從0到10分（0分為完全不累，10分為想像中最疲憊的狀態）找出一個適合描述每天疲憊狀態的分數。

問題三：這樣的疲憊是否有影響日常生活的機能（如：工作、家務等）。

我們大多數人一生會有感覺非常疲倦或勞累的時候，在最近一週內是否有感到不尋常的疲倦或勞累？ □是 □否

★可參考左方《疲勞等級量表》，從中選出一個最適合表達自己今天感受的數字，來判斷癌因性疲憊的嚴重程度。

	分數	
不疲憊	0	NO FATIGUE
輕微疲憊	1 2 3	MILD FATIGUE
中度疲憊	4 5 6	MODERATE FATIGUE
重度疲憊	7 8 9	EXTREME FATIGUE
極度疲憊	10	THE WORST FATIGUE

1. 請評分您的疲勞，並圈選出最能形容您**現在**疲勞程度的數字。

0	1	2	3	4	5	6	7	8	9	10

2. 請評分您的疲勞，並圈選出最能形容您**過去24小時內「平均疲勞」程度**的數字。

0	1	2	3	4	5	6	7	8	9	10

3. 請評分您的疲勞，並圈選出最能形容您**過去24小時內「最嚴重疲勞」程度**的數字。

0	1	2	3	4	5	6	7	8	9	10

【接續後頁】

4.請圈選一個數字最能形容您在過去24小時內，疲勞對以下狀況的干擾程度：**0－沒有受到干擾　10－完全受到干擾**

A.一般活動	0	1	2	3	4	5	6	7	8	9	10
B.情緒	0	1	2	3	4	5	6	7	8	9	10
C.行走能力	0	1	2	3	4	5	6	7	8	9	10
D.正常工作（包含外出工作和家務）	0	1	2	3	4	5	6	7	8	9	10
E.與他人互動關係。	0	1	2	3	4	5	6	7	8	9	10
F.享受生活（如：興趣及嗜好的參與度）	0	1	2	3	4	5	6	7	8	9	10

把以上題目的分數加總再除以九，算出平均分數就是疲憊的嚴重程度。除了紙上測驗評估外，同時亦可使用**「台灣癌症基金會－癌因性疲憊症衛教網站」**（圖四）（http://crf.canceraway-event.org.tw/）進行線上測驗，不需要自行計算分數，即可得知檢測結果。檢測分數結果亦表示疲憊的嚴重程度，可分為：

平均分數小於3 → 輕度疲憊

平均分數4至6 → 中度疲憊

平均分數大於7 → 重度疲憊

同時，也可以藉由《生活狀態確認單》由病患自行檢視生活狀態，勾選出符合現在生活狀況的項目，找出疾病癥結。回診時可將此表單交由醫療人員，由醫病雙方通力配合，更能明確找出癌疲憊問題，並透過非藥物或藥物治療方式，改善不適情形。

圖四：台灣癌症基金會－癌因性疲憊症衛教網站

(http://crf.canceraway-event.org.tw/)

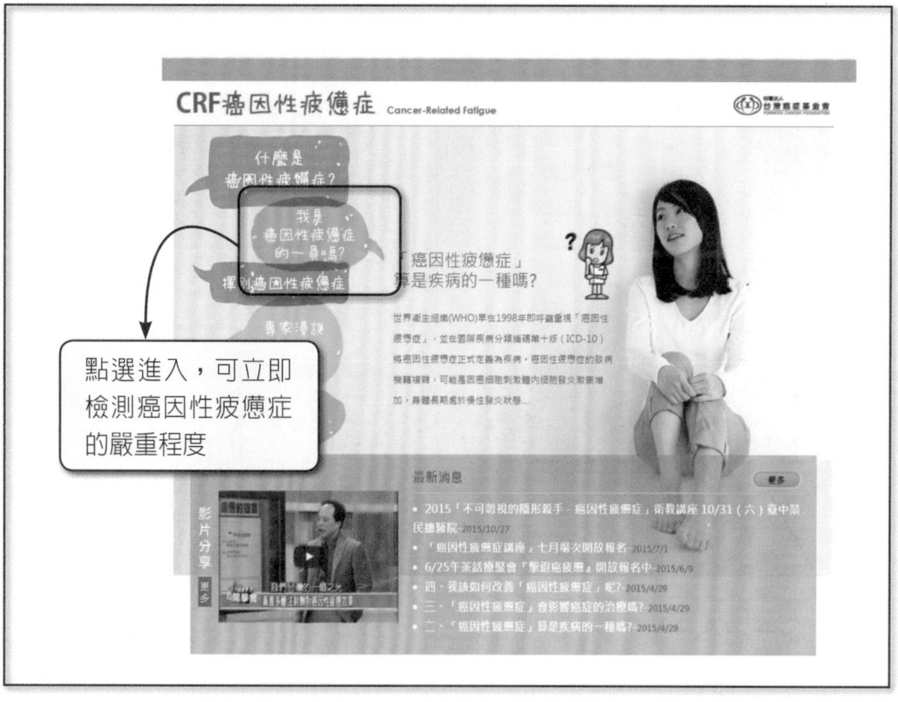

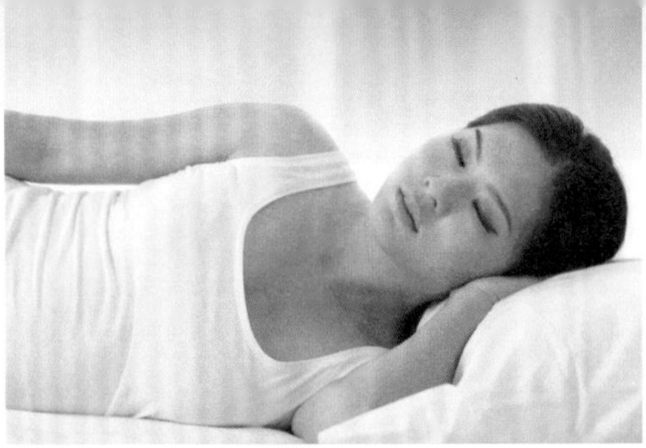

《生活狀態確認單》

	是	否
您是否曾被診斷出有貧血、心血管疾病、糖尿病、呼吸系統疾病、腎臟或肝臟疾病？		
您是否清楚自己疲憊感出現的模式，例如出現的時間點、維持多久、嚴重程度以及什麼活動或物品會造成更嚴重的疲憊？		
您是否正在接受癌症的治療，例如化學治療、放射線治療或標靶治療？		
您目前是否有在使用止痛藥、鎮靜劑、抗憂鬱劑、過敏用藥或感冒藥？		
您是否在固定的時間睡眠、起床或休息？		
您最近是否有食慾不振、吃得較少或有體重減輕的情況？		
您是否因為疲憊而影響了自己的生活作息、日常活動或是休閒娛樂？		
您是不是容易沮喪或焦慮？		
檢視自己的坐姿、走路姿態及關節活動，是否能找到更省力的方式？		
您是否有按照醫師、護理師或營養師的醫療、飲食、運動計畫執行？		
您是否因為疲憊而影響您的工作表現？		
您是否為家裡的經濟來源感到焦慮或憂心？		

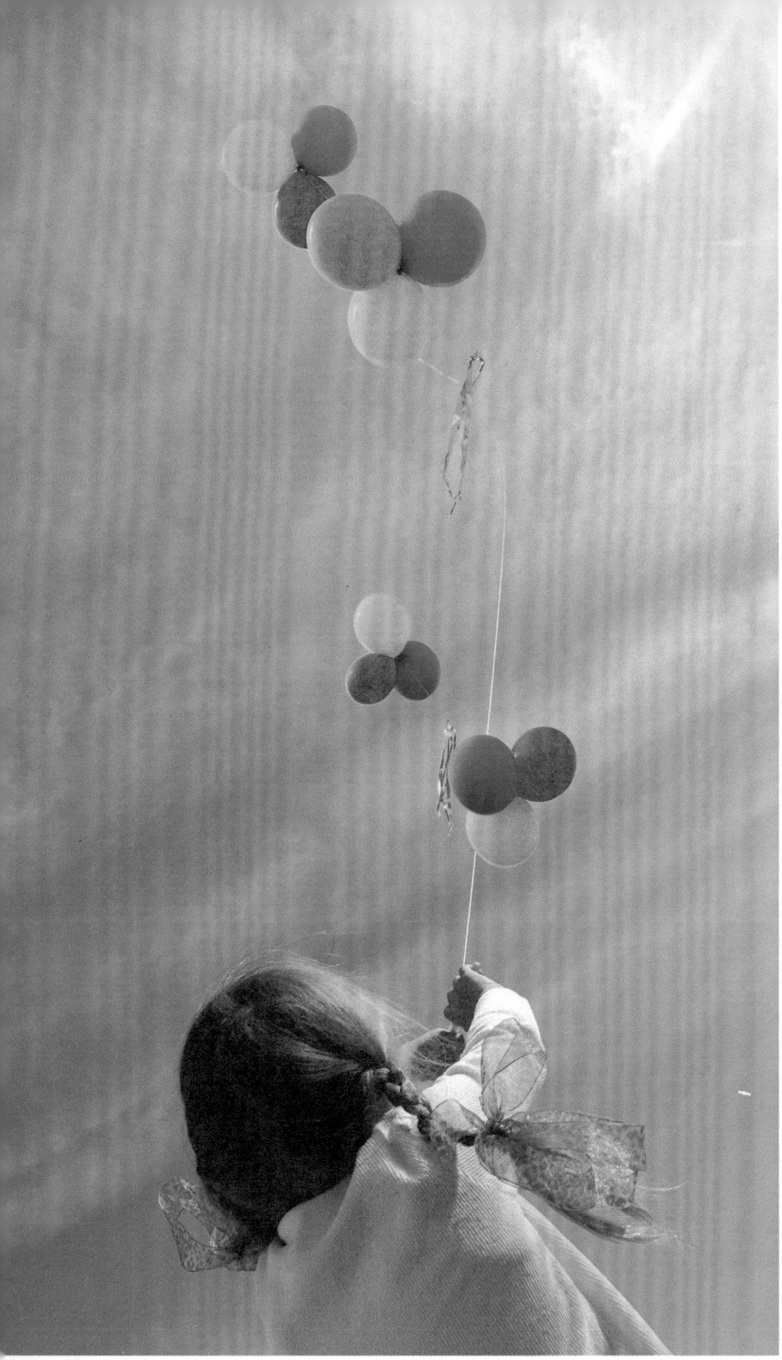

四、當疲憊來臨時，請勇敢說出口

病患在任何階段都有可能增加疲憊程度，在醫療人員部分，必須持續不斷評估疲憊、處置及評值處置成效，當醫療介入處理後，疲憊程度仍呈現中、重度疲憊狀態時，或是發現促成因子無法藉由治療進行矯正時，經由醫師評估可考慮給予特定的抗疲憊藥物治療，並配合其他非藥物治療方式來改善癌因性疲憊狀況。

在癌症患者部分，可以透過各式疲憊量表定期追蹤檢測自我疲憊程度的變化，並且藉由《生活狀態確認單》了解引起疲憊的可能因素，勇敢、主動向醫療人員討論疲憊狀況，配合醫療人員來針對疲憊因素對症下藥，以協助疲憊緩解並且提升生活品質。

改善癌疲憊——非藥物治療

01 運動訓練——提升好體力

文／和信治癌中心醫院物理治療團隊
廖清彬、曾晴潆、翁巧珈

研究文獻證明運動是最佳治療策略之一，有氧運動是最常建議的治療方式；在癌症團隊合作照護中，物理治療師依據美國國家癌症整合資訊網（National Comprehensive Cancer Network, NCCN），二〇一五年第二版所提出的指引，物理治療與運動可分為三階段的介入：在積極治療期以走路、健走、慢跑與輕阻力的上下肢運動為主；在治療後追蹤期以耐力與阻力運動為主，可由病人選擇喜好之運動模式與型態，循序漸進地增加運動頻率、強度；在安寧生命終期隨心所欲不逾矩，這裡「矩」指的是穩定度，避免病人跌倒。

當然任何階段都要注意是否有骨頭轉移、血小板低下、貧血、發燒或正在發炎尚未控制，以及限制動作的轉移或共病【註1】。

美國癌症支持照護協會【註2】指出，運動對於癌症的預防及治療都是有益的，可以增進心血管系統的能力、肌肉彈性及關節活動程度，改善睡眠品質、降低壓力及疲憊感、放鬆心情，進而提升生活品質。癌因性疲憊的診斷要件中，病人可能會有睡眠障礙（失眠或嗜睡），能藉由物理治療的肌肉放鬆運動及呼吸緩和運動來改善！【註3】美國國家衛生研究院（National Institutes of Health, NIH）建議以適度溫和的運動開始，如：散步、爬樓梯等，每天分三回每回十分鐘，一週六至七天從事這些活動，是適合癌症病人的。美國運動醫學學院（American College of Sports Medicine, ACSM）也建議每週三

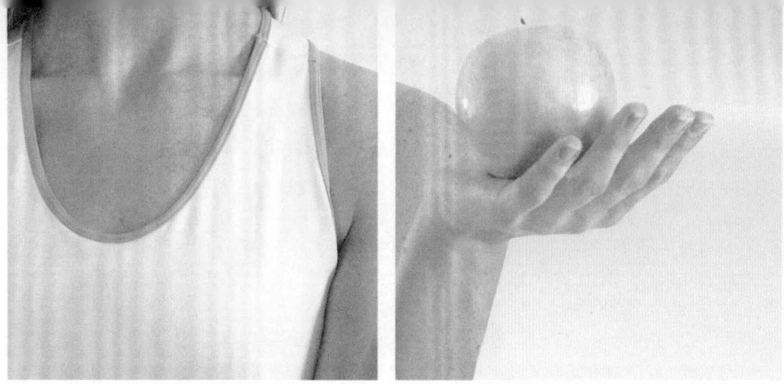

至五天，每天三十至四十五分鐘的走路或騎腳踏車，可以降低癌症病人噁心及疲憊感，增加身體耐受性與改善生活品質。這些研究結果可作為物理治療運動介入癌因性疲憊的大原則，但因個人的狀況不同，需個別化地作調整與指導；建議可諮詢腫瘤癌症專家或物理治療師。

對於癌症病人而言若想進行運動訓練前，建議最好先詢問你目前的主治醫師或醫療照護團隊以維護安全，並注意以下幾點避免危險。

一、運動時要有人陪同。

二、運動時感到疲累或肌肉酸痛時，需適時停下來休息。

三、若發現某一動作執行起來感到困難，應暫停此一活動，等到日後身體能力足夠時，或諮詢物理治療師後再執行。

四、每一活動都從低強度（少量多餐）開始。

但若有以下情形時，須先停止目前運動型態與強度，並且諮詢你的醫療照護團隊。

一、被告知血液中電解質顯著異常。

二、化療後手腳異常痠麻到無法活動時。

三、感冒、貧血、頭暈、低血壓、異常出血、胸悶、呼吸急促等狀況時。

四、化療後七至十二天內，免疫能力較低，避免出入人潮擁擠、通風不良的空間場所。【註4】

一個完整的運動，應包含運動前的暖身運動、主運動（也就是有氧

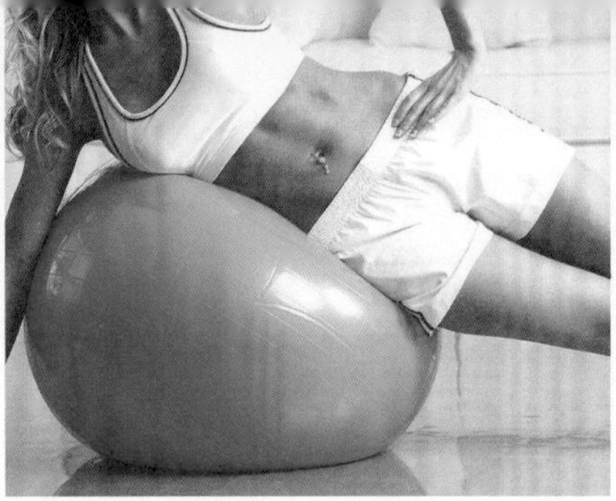

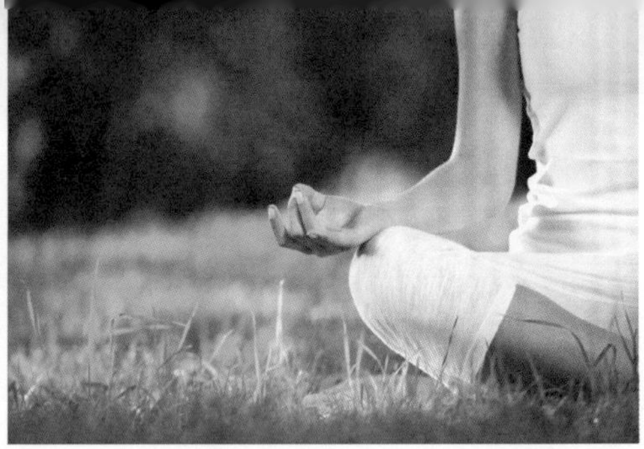

運動）與運動後的冷卻運動，以保護心臟功能及避免運動傷害。開始運動時，可同步紀錄自己身體的反應，包含今天運動多久、運動的種類與運動的時段、地點及任何不適症狀等，若有任何狀況可以與主治醫師或物理治療師討論；運動一定要和自己的身體狀況相符，就算是散步、走路，只要規律有恆的執行身體活動就是運動，循序漸進以策安全；只要稍加留意，就能有一個安全運動的開始，並且享受運動帶來的樂趣。

癌症病人的運動為依據個人當時的情況及需求，調整其適合的運動強度及種類，運動的方式及其目的不同，可分為三大類：柔軟度訓練、有氧運動訓練和肌力及肌耐力訓練。以下以乳癌術後的病人為例，簡要說明。

柔軟度訓練

透過牽拉運動的方式，達到維持及增進關節活動度的目的。因為術後傷口疼痛、血水和疤痕攣縮，以及接受放射線治療等因素，都有可能使病人的肩關節活動度受限，影響日常生活品質；透過肩關節牽拉運動，逐漸恢復肩關節原有的活動度。

肩關節牽拉運動

（一）肩屈曲運動

平躺，將雙手置於身體兩側，開刀側手臂上舉到緊繃處，用對側手扶住手肘，維持五至十秒，重複五至十次，每日兩至三回合。

動作示範

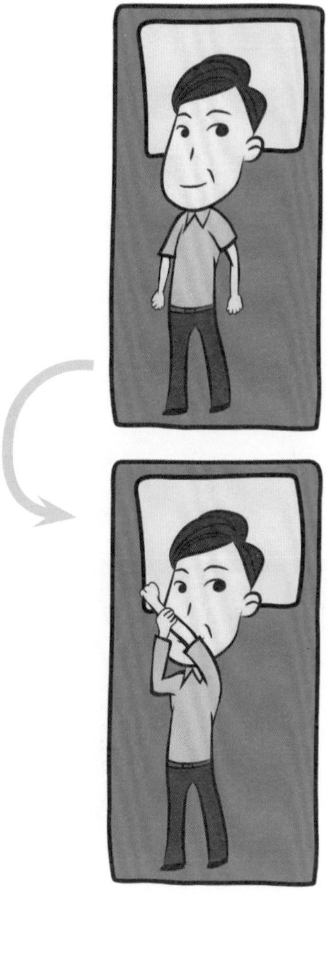

（二）肩外展運動

平躺，將雙手置於身體兩側，開刀側手臂沿著床面向外打開到緊繃處，維持五至十秒，重複五至十次，每日兩至三回合。

動作示範

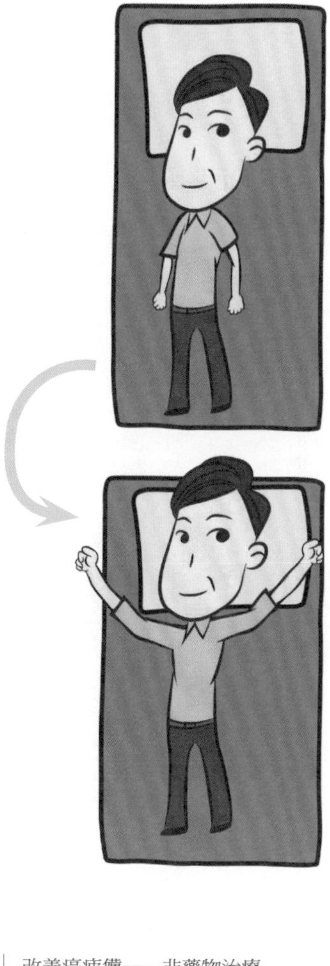

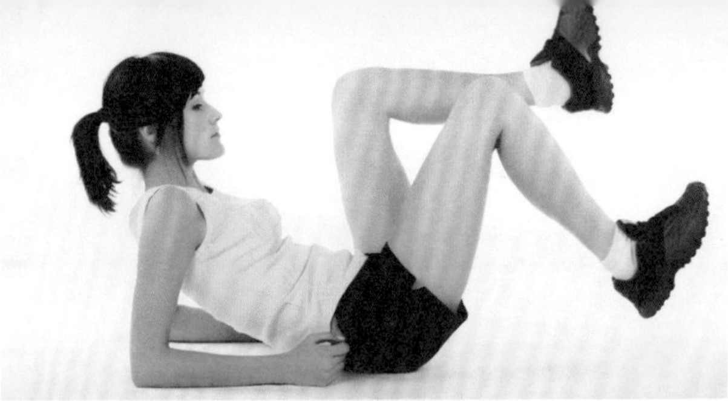

有氧運動訓練

有氧運動有助於增進人體之心肺功能，增進體力，其種類有很多，例如：散步、原地踏步、快走、慢跑、跑步機、腳踏車以及游泳等，選擇有氧運動的方式，可根據個人的喜好或能力而定。癌症病人化學治療期間，因為化療藥物的副作用影響，導致體力大不如前，所以運動的頻率建議每天分三次，每次十分鐘，一週六至七天；並且避免至公眾游泳池，而運動種類則可選擇散步或原地踏步等低強度運動。

動作示範

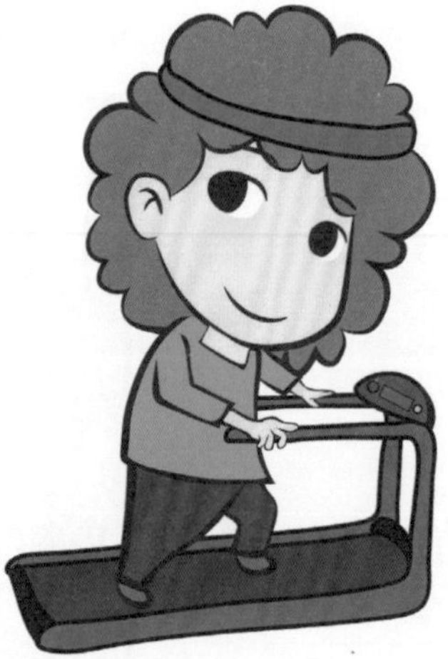

肌力及肌耐力訓練

透過阻力運動讓肌肉的功能增加，使其足以應付個人日常功能以及工作。利用肢體本身重量，或日常中易取得的瓶裝水、即是阻力來源，若有需要，也可購買彈力帶及沙包等物品當作阻力。阻力運動強度建議為讓訓練部位有微痠痛感，或者有產生痠痛感但持續時間不超過二十四小時為主，頻率為每週一至三次，每次執行六至十二下。

一、髖外展肌群訓練

坐姿，於雙腿併攏的姿勢下，將彈力帶綑綁於大腿，接著將大腿往外打開，維持五至十秒，中間間隔五到十秒休息，動作重複五至十次。

動作示範

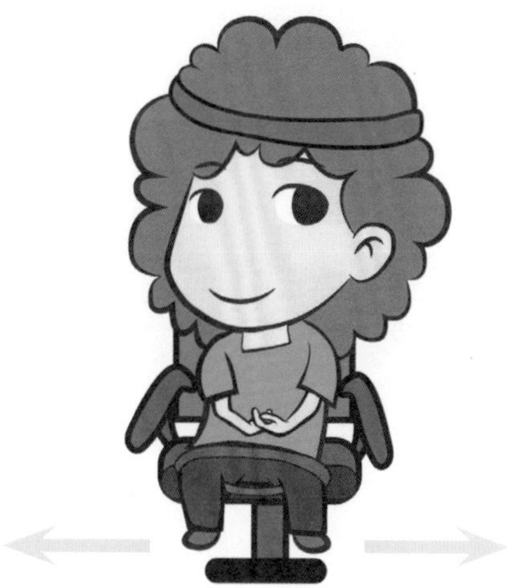

二、股四頭肌訓練

坐姿，於膝彎曲九十度的姿勢下，用彈力帶綑綁於小腿遠端和椅子，接著將腿踢直，維持五至十秒，中間間隔五至十秒休息，動作重複五至十次。

動作示範

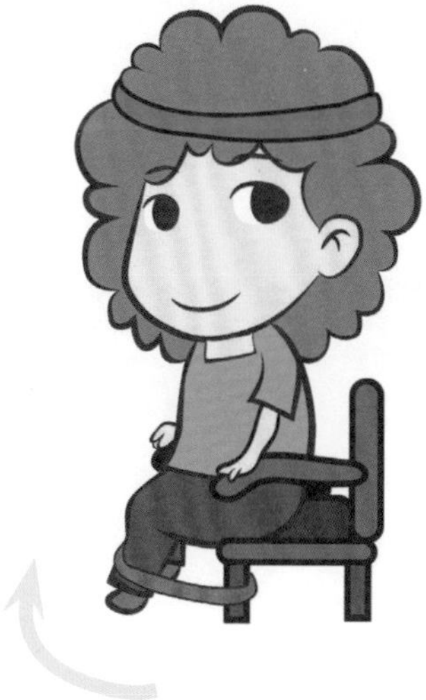

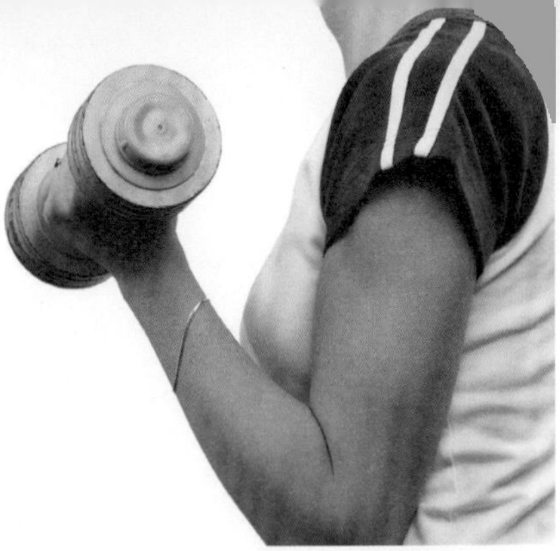

三、肱二頭肌訓練

用寶特瓶或保溫杯裝水，盛裝的容量依個人情況而定，並循序漸進的增加。坐姿，將手臂平放於座椅扶手或桌上，接著手掌握起寶特瓶或保溫杯，將手肘彎曲到底，維持十秒，中間間隔五至十秒休息，動作重複五至十次。

動作示範

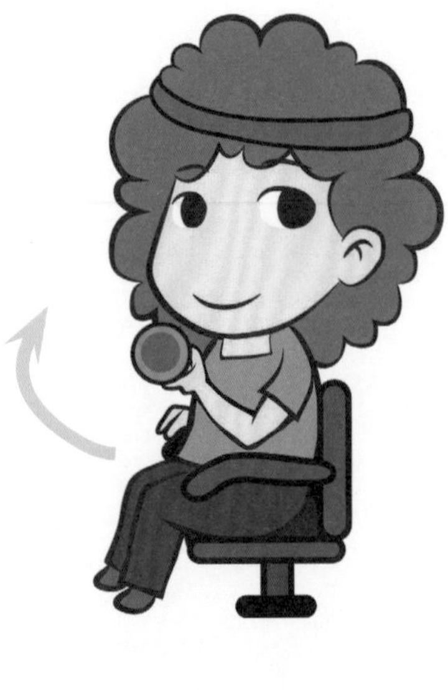

【註1】共病解釋亦指為一個病患同時患有兩個以上不同疾病的現象。

【註2】美國癌症支持照護協會。
網址：http://www.cancersupportcare.com/exercise.html

【註3】資料來源：國際疾病分類第十版（ICD-10）。

【註4】資料來源：美國癌症支持照護協會。

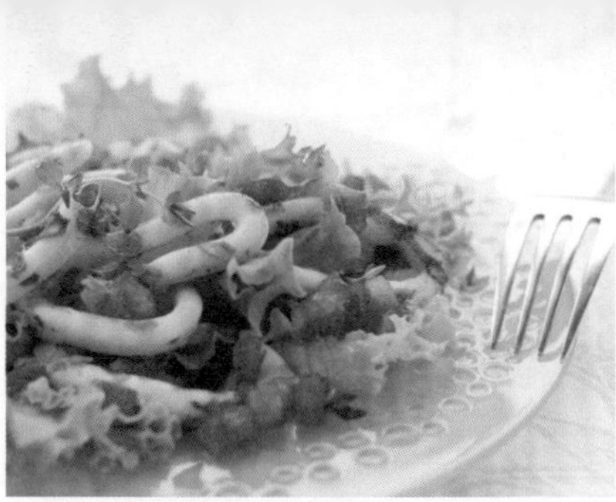
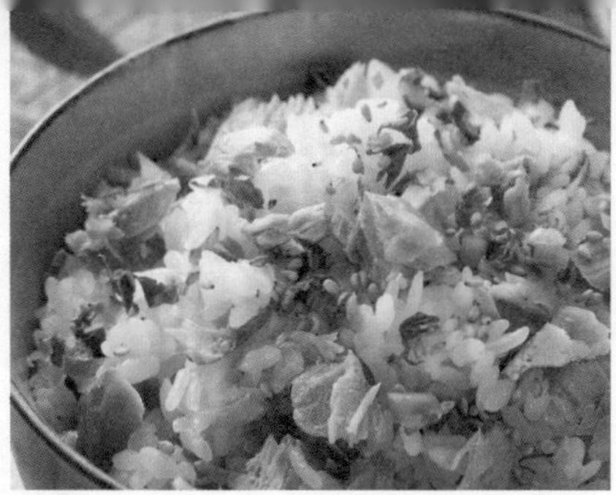

02 營養照顧——均衡飲食正確吃

文／台灣癌症基金會南部分會營養師　張心怡

疲憊症，意謂對於任何事情，不論是你需要做的或者想做的都沒什麼衝勁、氣力。而癌症腫瘤本身、治療、副作用等均可能造成病友在心情、工作、計畫、休閒娛樂、社交關係以及自我認知、自主能力等存有不同程度的疲憊症狀，且時間甚至長達疾病治療結束後。

「每次做完化療，身體彷彿不是自己的，也不知道哪裡不對勁，總覺得沒有力氣，吃也吃不好，睡也睡不飽，就連轉個電視遙控器都覺得懶……。」

癌因性疲憊是罹癌過程中常見的副作用，每一位病友疲憊症的表現不同，若我們可以掌握營養要件：攝取足夠的熱量與蛋白質、水份以及維生素，了解營養與疲憊症促成因子關係，見招拆招，如此將有助於減輕疲憊感。

好營養，少疲憊

改善疲憊，營養要件一：攝取足夠的熱量與蛋白質、維生素。

攝取足夠的熱量與蛋白質有助於身體組織的修復，然而許多時候因為治療或藥物副作用的關係，導致抗癌的過程中會遭遇難題，如疾病本身或治療造成的噁心、嘔吐，治療造成的口腔黏膜發炎、腹瀉、吞嚥困難、味覺異常、口乾，疾病本身或治療造成的營養吸收不良，這些難題若未即時矯正最終將導致營養不良。營養不良與營養失調也可能促使癌疲憊的發生，或者使得原本存有的疲憊狀況更加惡化，難以處理。

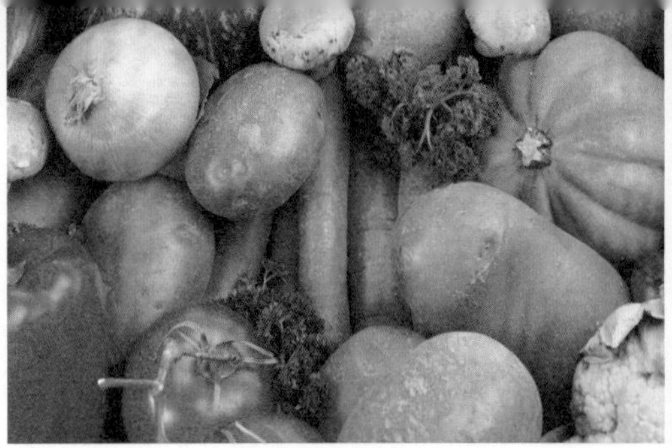
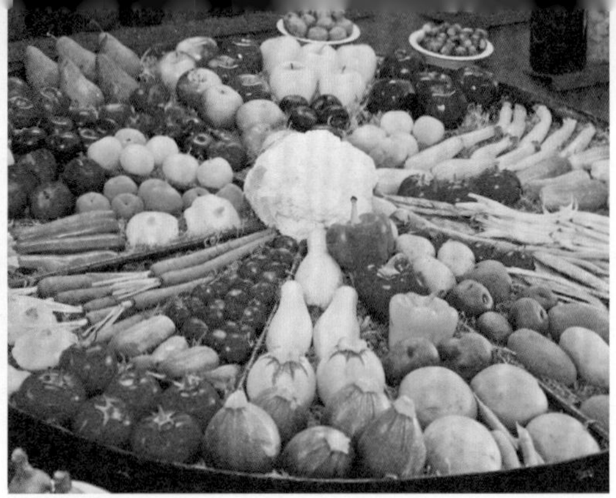

各類食物分別提供不等量的醣類、蛋白質、脂質、維生素及礦物質等營養素，若能多樣攝取各種營養素，其相輔相成之下方能達到一加一大於二的效果。

全穀類食物

全穀根莖類是醣類的主要來源，醣類經過轉換提供細胞所需電力，所以足量的醣類食物攝取，具有節省身體蛋白質和脂質消耗作用。而精緻後的全穀根莖類食物和糖、甜食等高 GI 食物，可能暗助身體慢性發炎反應，進而構成疲憊症。建議攝取全穀根莖類原態食物，減少加工過程，保留最多營養素以及微量元素，同時穩定血糖，降低疲憊感。

蔬菜與水果類

外界刺激以及內在的新陳代謝，均可能因而產生自由基，自由基會造成身體細胞氧化，氧化作用如同電擊般損傷細胞膜，進而造成細胞破壞，藉由天然蔬果的攝取補充抗氧化物質，可以維持細胞膜完整性，恢復人體的發電廠——粒線體的功能，增加能量的產生，減少疲憊感。

維生素C—橘黃色蔬果、綠色蔬菜、漿莓類及柑橘類。

維生素E—植物油脂、雞蛋、小麥胚芽等。

β—胡蘿蔔素—橘黃色蔬果。

類胡蘿蔔素—番茄、柑橘類。

類黃酮—洋蔥、全穀類、茶、柑橘類及莓果類。

多醣體—巴西蘑菇、香菇、金針菇等。

硒─全穀類、小麥胚芽、酵母、大蒜、洋蔥等。

錳─甜菜根、菠菜、香蕉及全穀類。

鎂─南瓜子及堅果種子類。

鋅─海鮮類，尤其貝類、瘦肉、全穀類食物。

蔬果彩虹原則─依蔬果顏色紅、橙、黃、綠、藍、紫、白等七色，每天均衡攝食足量各色蔬果。

選擇優質蛋白質

（黃）豆、魚、肉、蛋類食物可以提供身體組織建構所需之完整胺基酸，同時也是輔酶 Q10 以及長鏈脂肪酸代謝所需之肉鹼來源。大型魚類、沙丁魚、鯖魚含有豐富的 ω-3，身體中 ω-3 與 ω-6 脂肪酸會競相使用同一系列的消化酶，最終產生完全相反的消炎或發炎性的前列腺素。二〇一二年發表於《臨床腫瘤醫學雜誌》，探討 ω-3 與 ω-6 脂肪酸對於乳癌存活者疲憊症與發炎反應之作用，研究結果顯示 ω-3 脂肪酸攝取量高者，其發炎以及疲憊症情形較低，ω-3 脂肪酸除了有助於改善癌症患者的疲憊症，還可以改善食慾不振、體重減輕的情形。除了魚類，亞麻仁籽油、橄欖油、菜籽油亦是 ω-3 脂肪酸優質來源。

選對油脂類增加熱量攝取

許多病友在癌症診斷的那一刻起便努力「改善」飲食與生活方式，對於油脂的攝取份數更是嚴謹。「汆燙」此番的烹調方式常見於癌友間使用，但如此低油脂的攝取量對癌友來說是否恰當呢？每一公克的油脂可以產生九大卡的熱量，適當的油脂攝取，不但輔助脂溶性維生素的吸收、提供必須脂肪酸外，同時也增添食物的香氣，促進食慾，但應避免高溫油炸以及反式脂肪酸；可選擇多元不飽和脂肪酸含量較高的植物油，如：紅花籽油、葵花油，和單元不飽和脂肪酸豐富的苦茶油、橄欖油、芥花油，或者堅果類以及芝麻粉等來入菜，以補充熱量。

改善疲憊，營養要件二：攝取足夠的水份

疲憊症易造成食慾不佳，影響水分攝取不足，使體內缺水，輕度到中度的脫水會導致人體不適或反應遲滯。人體細胞運作需要水分作為媒介，當水分攝取不足時，血液相對濃稠，而心臟也相對需要耗費更大的氣力將血液打入血管中，進入體循環。當身體能量不斷的被消耗，人體容易產生疲勞及反應遲滯，進而提高危及生命的風險。口渴的感覺，即是身體已經缺水時所發出的訊號。因此，日常生活中應該不定時的補充水分，每日兩千毫升，且應盡量避免在脫水的時候飲用含糖果汁、碳酸飲料、咖啡以及茶飲等。

癌症治療過程中，伴隨而來的副作用除了癌疲憊之外，還有噁心、嘔吐、腹瀉、貧血等症狀發生，這些副作用也可以透過營養調整方式，進一步得到改善與緩減，有效幫助治療的進行與完成。

處置治療副作用

噁心嘔吐：此階段病友對於重口味的食物均可能引發不適感，這時可以選擇清淡食物及烹調方式（如：蒸、煮、涼拌、燉、滷等），避免太甜、太油膩食物（如：糖果、蛋糕及油炸食物）。運用食材本身的酸味或重味作為調味，同時用餐時，應以固體食物為優先攝取，食物溫度接近室溫或冰冷為佳。

腹瀉：減少可能刺激腸胃蠕動之食物，如：高油、高纖食物。此階段暫時可以採清流質飲食（如：米湯、白吐司、經過濾的果汁等），

並且注意水分及電解質的補充，再者奶製品中的乳糖可能加劇個案腹瀉情形，建議可以選擇無乳糖配方飲用。

貧血：腫瘤、治療、營養素攝取不足、出血等均可能造成貧血症狀，當血紅素檢驗數值小於 12g/dL 時，臨床上即診斷為貧血，然多數病友在貧血階段時未感受到任何不適，直至血紅素低於 11g/dL 才開始有感。貧血會導致血中含氧量不足而造成疲憊。飲食上可以多加攝取富含鐵質、維生素 B_{12} 以及葉酸食物，如：深綠色葉菜類、甜菜根、黑棗以及紫色葡萄乾、無花果、杏仁、大豆、肉類（豬、牛、雞、魚）、肝臟、牡蠣。而飯後搭配含有維生素C的水果或果汁，可以提高植物性鐵質的吸收率，須留意的是，鐵質與鈣質是同一個吸收路徑，故用餐時應將兩者食物錯開食用。再者若有異常的出血症狀，應立即回診處置，以避免貧血症狀加劇或再發生。

「營養」在癌症治療過程中，扮演著不可或缺的角色，更是療程接續的關鍵之一。當有副作用問題出現時，病友可對應症狀透過營養進行改善。同時，也可視本身的體力狀態，以漸進方式從事運動，改善肌肉能量代謝，緩解骨骼肌肉的流失，並且改善情緒鬱悶情形，進而調節免疫力。

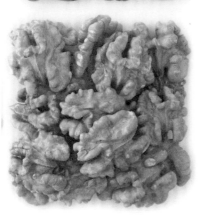

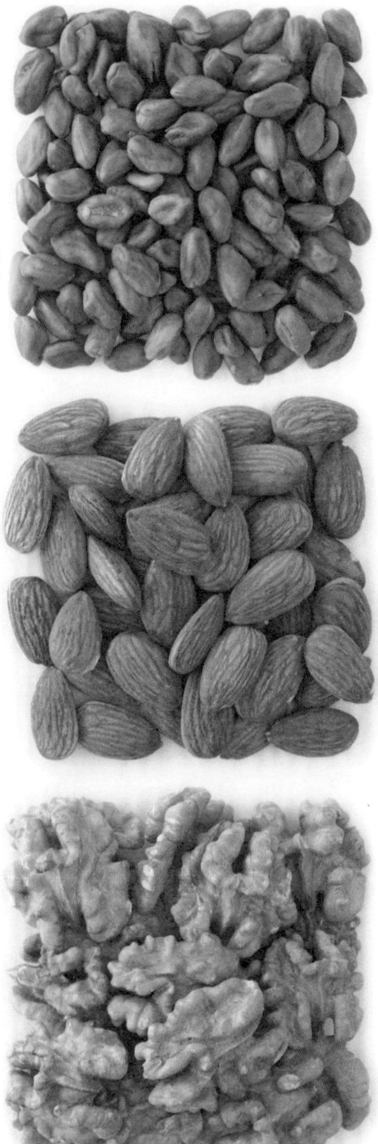

03

穴位按摩：按壓穴道舒筋骨

文／臺中榮民總醫院傳統醫學科主治醫師　康玉典

癌疲憊與一般的疲憊不同，不管休息睡眠多久，疲憊還是持續存在。以西醫而言，大致歸納出癌疲憊的四大群症狀表現：

一、疲勞，精力下降，全身無力。

二、肢體沉重，懶於進行或無法完成日常生活作息。

三、注意力不集中。失眠或過度睡眠。短期記憶不佳。

四、對於疲勞有明顯的情緒反應，如：易怒、悲傷、沮喪。

從傳統中醫學的語言，上述四大群症狀可以類比為四大類證型：

一、氣虛，腎氣虛。

二、痰濕阻滯，脾氣虛。

三、心氣虛，心神不寧。

四、肝氣不暢，肝火旺。

西醫診斷標準定義的癌疲憊，其實與中醫氣虛證的表現與機制，有許多高度類似之處。運用穴位按摩，可以減緩癌疲憊症狀，因此可將症狀分類後，依據這四大類症狀或證型，選擇較適當的穴位，進行穴位按摩。

穴位是身體上相當特別的治療及診斷部位。穴位是指臟腑及經絡的氣在身體表面聚集的特定部位，同時也是病理變化在體表的反應點。

所以，在穴位上施以按摩或針灸等治療，可以調節身體的機能，達到治療的效果。按摩的方式，最簡單的手法，就是用大拇指指腹壓在穴位上，柔和有力地擺動按壓約三至五分鐘，每日次數不拘。

癌疲憊的穴位按摩，建議可參考以下十個穴位，並且以操作方便有效的穴位為主。如：足三里穴雖是很好的補氣穴，然而用按摩手法，較不易按壓到位，所以建議可改為按摩手部的三里穴。

一、氣虛，元氣虛。

建議選穴：百會穴、手三里穴、摩腹養元功。

百會穴：兩耳尖直上頭頂中央。頭頂正中線處。

手三里穴：前臂背面，食指對上來，肘橫紋下三橫指寬（食指、中指、無名指併攏）處。

摩腹養元功：以掌根，放在肚臍下方按摩腹部。宜單點深入順時針按壓三到五分鐘，再逆時針按壓三至五分鐘。單點做完，再換點重複操作，可以調整腸胃機能，養元氣。

動作示範

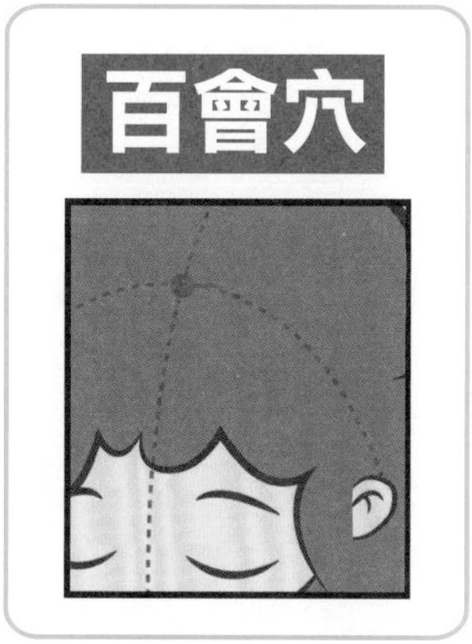

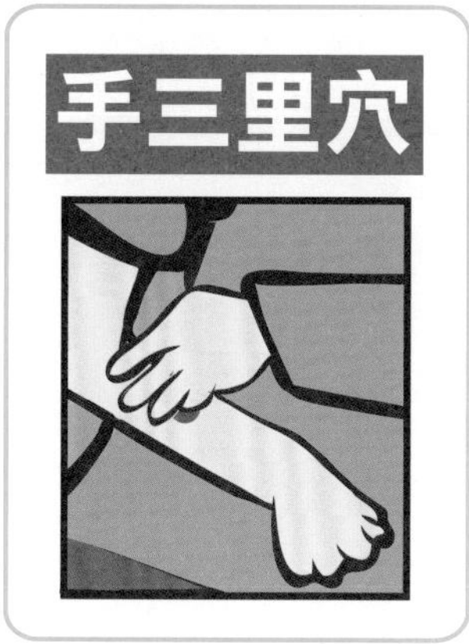

二、痰濕阻滯，脾氣虛。

建議選穴：三陽絡穴、陰陵泉穴。

三陽絡穴：前臂背面，腕到肘之間的距離三分之一處，在兩骨之間。

陰陵泉穴：沿小腿內側面的脛骨邊緣，往上推，推到推不上去處，即是穴位。脛骨內側髁後下方凹陷處。

動作示範

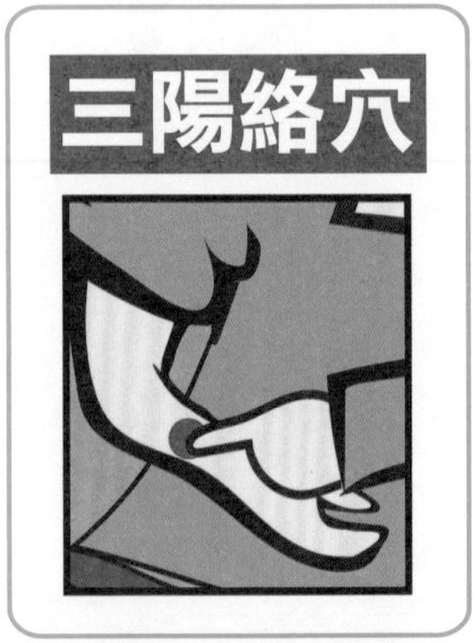

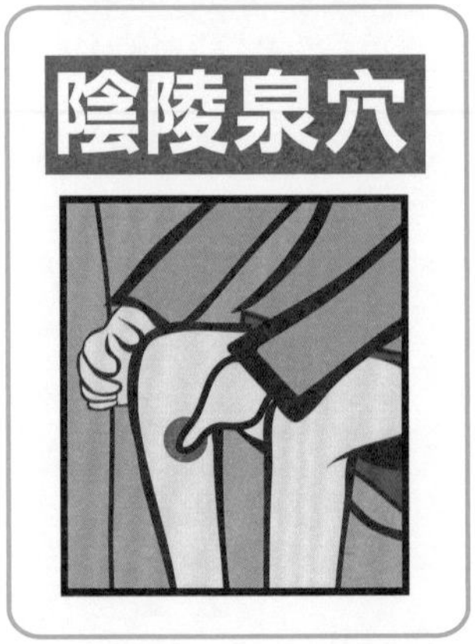

三、心氣虛，心神不寧。

建議選穴：內關穴、三陰交穴、懸鐘穴。

內關穴：前臂掌側，腕橫紋上三橫指寬（食指、中指、無名指併攏）處。

三陰交穴：小腿內側，足內踝上四橫指寬（食指、中指、無名指、小指併攏）處。

懸鐘穴：小腿外側部，外踝上四橫指寬（食指、中指、無名指、小指併攏）處。

動作示範

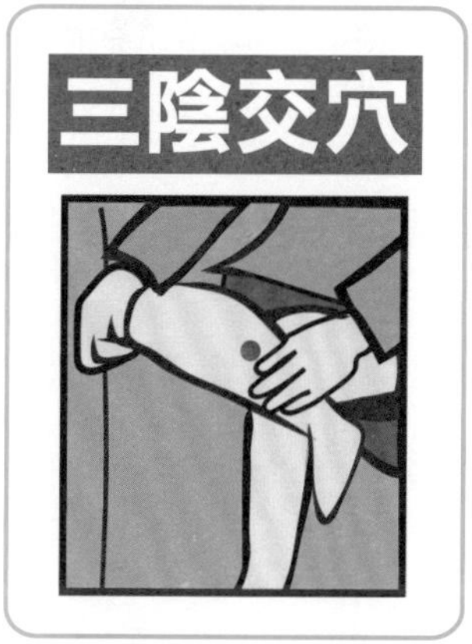

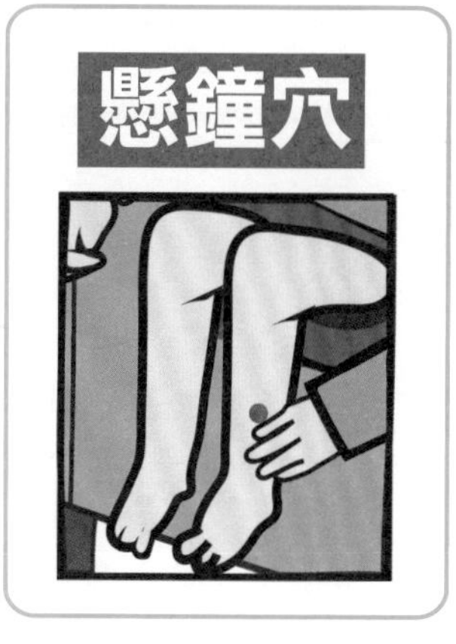

四、肝氣不暢，肝火旺。

建議選穴：太衝穴，合谷穴。

太衝穴：在腳背上大拇趾及第二趾之間的凹陷處。

合谷穴：在手背，第一、二掌骨間，當第二掌骨中點處。

動作示範

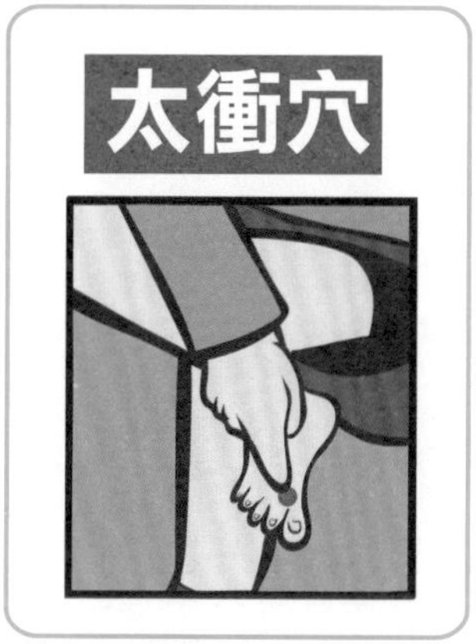

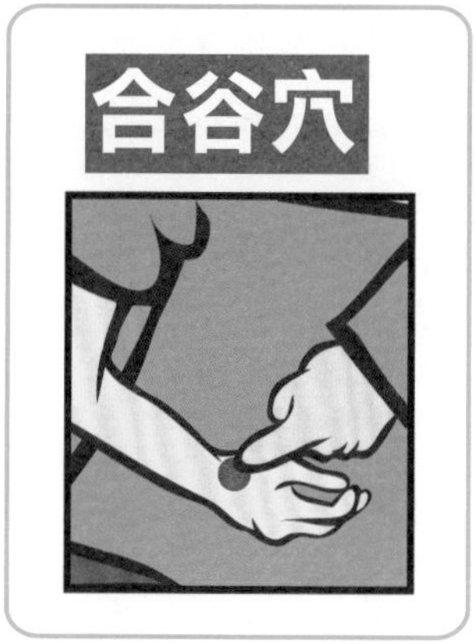

癌疲憊的解決之道，穴位按摩或針灸，根據實証醫學的研究，已有很多篇正面效應的研究報告。而針灸穴位的刺激量及效應，比穴位按摩會更顯著。所以，除了自行穴位按摩，或請家人朋友協助按摩之外，也可以考慮接受合格中醫師的針灸治療。

中西醫結合，多管齊下，醫病共同努力，相信對於癌疲憊的治療是有更多正向的幫助。

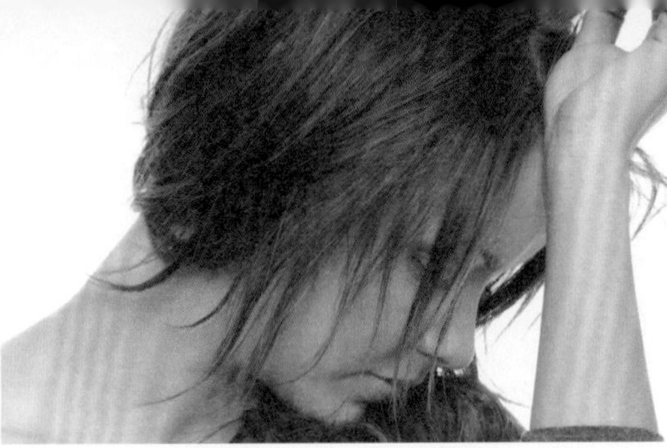

04 睡眠調整——創造一夜好眠

文／和信治癌中心醫院臨床心理師 石世明

一般疲憊可能因為工作太累、活動量過多，或是擔憂等心理因素。當有疲憊感時，就是提醒你：該休息了，你已經過度使用身體。通常只要短暫休息，疲累就會恢復。

非一般疲憊

然而，癌疲憊與一般疲憊截然不同，癌症或治療本身就會感到非常疲憊，即便休息很久，癌疲憊也不會消失。甚至有可能在癌症治療結束後半年到一年，還會有疲憊的感受，就是所謂的慢性疲憊。

癌疲憊的症狀像是：早起困難、失去精力、什麼都不想做、整天想要躺床，做一些小事之後就會感到喘，如：鋪床，難集中注意力或清楚思考，失去以往的興趣，對自己與他人有負面感受。嚴重的癌疲憊會讓每天的生活變得艱辛，可能沒有力氣煮飯、洗衣服、洗澡或外出買東西，甚至連短暫的閒聊，都使人感到厭惡。

癌疲憊雖然是癌友最困擾的症狀之一，病患感受癌疲憊的比例，甚至高於疼痛，但卻只有相當少比例的病患，會主動告知醫師有癌疲憊的困擾。由於癌疲憊的範圍難以定義，常與其他症狀混合出現，如：疼痛、睡眠問題、憂鬱等，不容易被單獨評估出來和缺乏有效的治療方式，使得醫療人員難以直接主動與病人討論，而成為易受忽略的症狀。

養成睡眠好習慣

更多的睡眠並不會改善癌疲憊的狀態，但是若整晚都沒有睡好，可

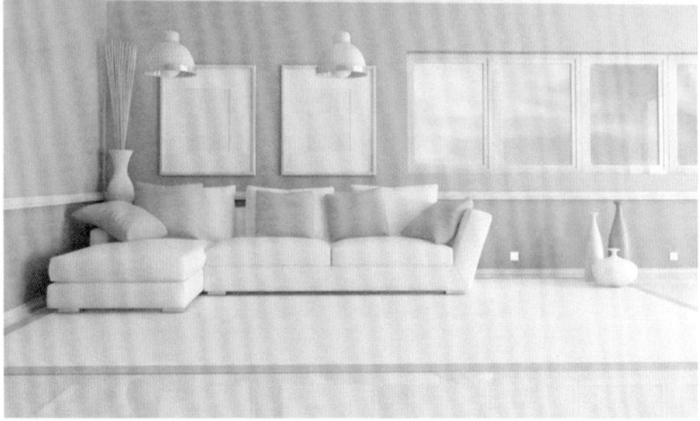

能會讓病患感到更為疲憊。換言之，如果能夠改善睡眠衛生習慣，則能夠增進睡眠的品質，將可避免更多疲憊的產生。有睡眠困擾的病患，可以試著做以下的改變：

在環境方面

一、調整室內溫度，讓光線變得微弱。

二、讓睡覺的房間是安靜舒適的。

三、如果外面沒有太多噪音，可以打開窗戶。

在生活習慣方面

一、每天做些輕度的運動，能有助睡眠。

二、若白天需要睡眠，盡量別超過四十五分鐘，避免晚上睡不著。

三、每天同一時間上床睡覺或起床。

四、睡前做些放鬆的活動，像是洗個熱水澡、閱讀、聽輕鬆的音樂、或做些輕微的伸展及呼吸練習。

五、睡前避免做劇烈的體能活動，或討論會引發內心擔憂的事情。

在飲食方面

一、下午之後，盡量避免喝含有咖啡因的飲料。

二、睡前不要喝過多的酒，而導致因喝酒易入睡，但卻無法睡得安穩。

三、睡前避免攝取過多水分，才不會因為起來上廁所而中斷睡眠。

四、睡前可吃一些小點心，可避免半夜肚子餓而醒來。

如果睡不著

一、不要強迫自己睡覺。

二、不要將時鐘放置房間裡明顯可見的位置，以避免睡不著時盯著時間而感到焦慮。

三、睡不著就起來做些事情，如：閱讀或簡單的事情，直到有睡意再回到床上。

四、床只用來睡覺用，不要將翻來覆去的失眠經驗與床聯想一起。

即便在治療結束後，癌疲憊還是會經常提醒著病患癌症的存在，如果一天到晚總是受疲憊所困擾，可能會因此懷疑癌症是否又復發了；當無法入睡時，腦中可能在短時間內，容易浮現出各式各樣的擔憂和想法：「如果沒有睡著，體力會不好」、「明天沒有體力做運動，就達不到復健的目標」、「睡眠不夠，會降低免疫力」、「罹患癌症已經夠慘了，不可以再生其他的病」、「連睡覺這件事都做不好，到底自己還能做什麼」、「如果癌症又再復發，之前治療的努力和熬過的痛苦都白費了，我的人生完蛋了」。

身體和心理的相互關連非常緊密，每一個擔憂、帶有威脅性的想法，都可能引起病患內心不同的情緒反應，像是害怕、焦慮、緊張不安、惶恐、心情低落、無望感、無助感等，身體會隨著不同的想法和情緒產生反應。

譬如當想到人生完蛋了，情緒上就會感到惶恐，這時候身體可能會有心跳加速、冒汗、血壓升高、肌肉緊繃、呼吸急促、頭痛、無力、眼前一片空白或身體發抖等反應出現。

不要落入負向漩渦

上述的狀況，就是由「想法—感覺—身體感受」所構成的身心反應負向漩渦（圖一、二），當刺激的情境出現，一圈接著一圈的擔憂漩渦，很快就會形成，如同封閉循環迴路向外擴展，傳送出倍感威脅的訊息，開啟身體的警醒反應，讓身體進入備戰狀態，也使病患更為焦慮或無法入睡。

圖一：身心反應之負面漩渦一

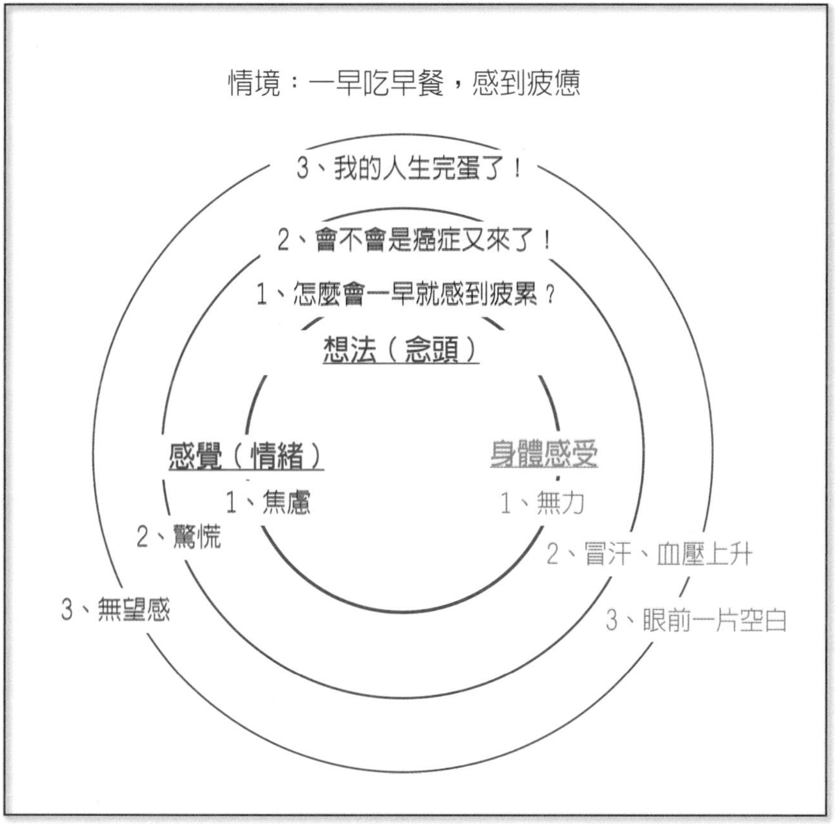
情境：一早吃早餐，感到疲憊
3、我的人生完蛋了！
2、會不會是癌症又來了！
1、怎麼會一早就感到疲累？
想法（念頭）
感覺（情緒）
1、焦慮
2、驚慌
3、無望感
身體感受
1、無力
2、冒汗、血壓上升
3、眼前一片空白

圖二：身心反應之負面漩渦二

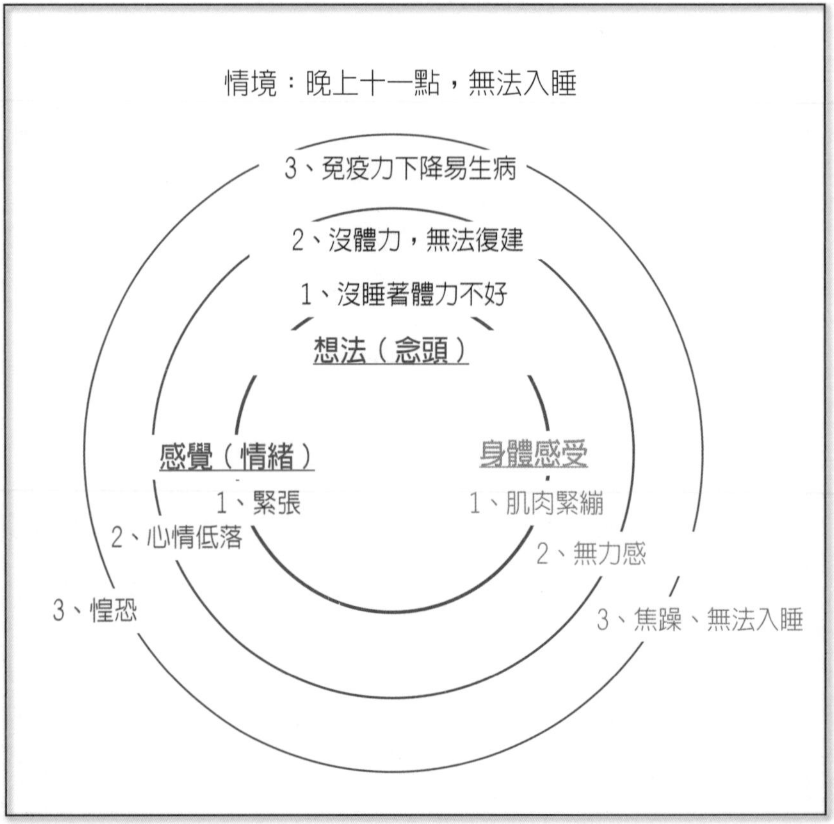
情境：晚上十一點，無法入睡
3、免疫力下降易生病
2、沒體力，無法復建
1、沒睡著體力不好
想法（念頭）
感覺（情緒）
1、緊張
2、心情低落
3、惶恐
身體感受
1、肌肉緊繃
2、無力感
3、焦躁、無法入睡

回到當下，愛自己

癌疲憊所影響的層面包括：心理、身體、社會（人際關係）、甚至靈性等面向，疲憊導致無法自我控制的感受，容易讓病患在每天的生活中，製造各種不同的負向漩渦，而「不自主地」就陷入對過去經驗的害怕和對未來的擔憂，這不只影響病患的生活品質，更讓生命產生空轉現象，消耗掉寶貴的時間。

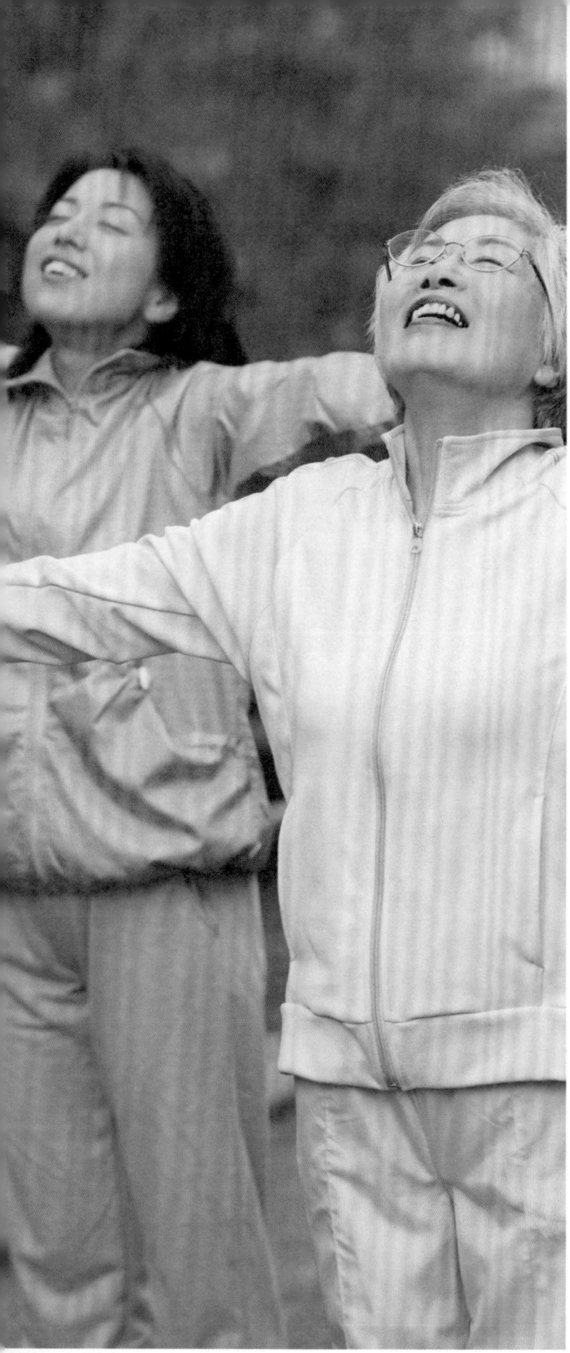

要跳脫出癌疲憊或睡不著，所延伸出的種種情緒與不良反應，就是要掙脫出長久以來既有的「慣性反應」，需要做的是將注意力拉回「當下的經驗」。

也就是陷入擔憂漩渦時，當下正在做什麼事？如：走路、吃飯、開車、跑步、淋浴等，病患可以試著將注意力，回到當下正在進行的事情，透過五官專注將當下所看到的顏色、聽到的聲音、聞到及嚐到的味道，或是身體的觸覺感受，協助自己跳脫「想法—感覺—身體感受」的內在迴路。

如果負向漩渦的力量太過強大，以致於無法察覺到自己當下正在做什麼事時，請記得：同時間，自己一定在呼吸！每個人都有足夠的覺察力，在各種不同的情境或情緒漩渦底下，提醒自己，將注意力放回呼吸，即便是幾秒鐘或是一分鐘的專注，也能夠讓自己在疲憊、睡不著或擔憂的狀態下，找回生命存在感。

現在請試試看，讓自己的專注力回到當下，用行動來展現愛自己。

05 省力原則——任務輕鬆達成

文／臺大醫院復健部職能治療師 曾資翔

許多癌友反應，在接受癌症治療或是療程結束後，整個人還是會懶洋洋的，對任何事也提不起勁，甚至沒做什麼事就覺得倦怠了。其實，這就是癌因性疲憊症的表現，即使從事的活動量不大，但仍會持續並主觀的感受到疲憊，無法藉由休息或是睡眠得到緩解，對生活會也造成一定程度的影響。但是，面臨生活中需要進行簡單的工作或是家事時，到底該如何完成這些事情呢？

容易疲倦的我，該怎麼完成一天的所有任務呢？

三大原則

一、用最有效率、最簡單的方法

二、用最少量的能源

三、用最短的時間完成任務

利用以上原則在活動與休息間取得平衡，避免能量耗盡。

能量節省策略

一、設定活動優先順序

選擇自己覺得最重要的事情，優先在能量耗盡前完成。可綜觀一天的活動，依照重要程度排序並列出表格，消除表中不必要的活動。

二、計畫活動的方法

較複雜的工作以階段性的方式完成，如：將工作分兩至三次完成。

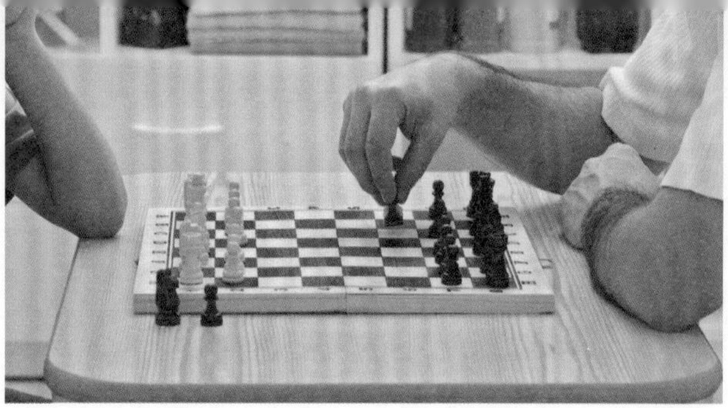

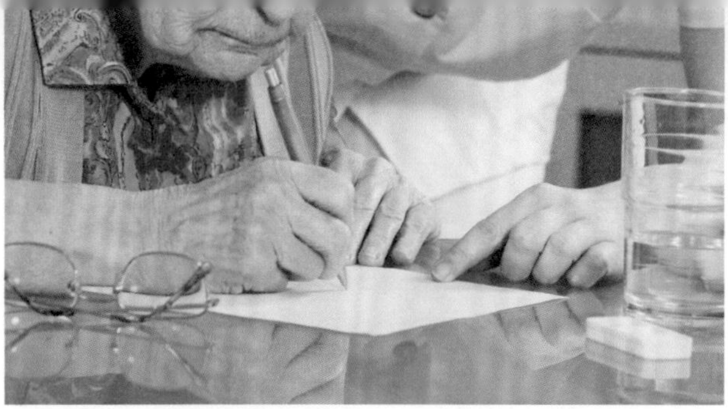

三、分配工作

將負荷重及輕的活動互相穿插，分散負荷。過於困難的工作可委任給他人。

四、善用能量最高峰的時間

思考一天最有精力的時刻，盡量在這段時間安排工作，事半功倍。

五、調整步調

按照輕重緩急處理事情，並在做事期間安排適度休息，調整生活步調，會更有精力完成事情。

六、休息

感到疲倦時，可坐在椅子上放鬆自己，聽個音樂，如果想要休息，僅小睡，不超過十五至二十分鐘。並且保持規律的睡眠習慣。

考量三大區塊：活動、環境、身體

一、**活動：**調整活動或任務，刪除不必要的活動。

二、**環境：**在舒適的溫度下完成任務，溫度過高或過低的環境都容易增加疲憊。使用適合的設備或工具，皆可事半功倍。

三、**身體：**利用符合生物力學的方式從事活動。

1.坐姿取代站姿，可節省百分之二十五的能量。如：坐著切菜、折衣服、修剪花草、洗澡、穿脫衣物等。

2.利用大肌肉群及大關節來執行任務，避免彎腰的動作，多用大腿或手臂來負重，如：購物時肩背購物袋較提拿購物袋省力；抬舉重物時，彎曲髖和膝關節，保持背部挺直，使用大腿的肌肉群，直直往上抬起。

3. 運用槓桿原理舉物，如：舉起物品時身體盡量靠近，縮小力臂。

4. 運用引力原理，不與重力對抗，物品過重時，可以滾動或滑動的方式搬運，避免用扛的，如：購物袋過重時，可拉購物車或菜籃車、整理桌面時，移動較重的物品以推動的方式取代直接拿起。

5. 在適當的高度進行活動，避免彎腰的動作或是將手臂抬高，如：打電腦時，桌面高度最好為坐姿下手肘高度再增加兩英吋，最為省力。

6. 避免扭腰動作，雙手抬物欲改變方向時，藉由雙腳踩一前一後，同時轉動雙腳取代旋轉軀幹。

該怎麼省力搬重物呢？

動作示範

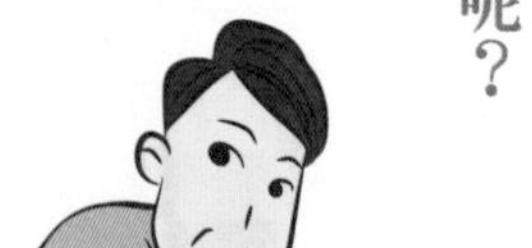

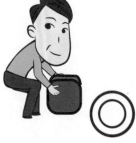

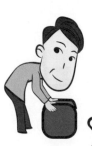

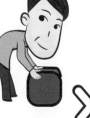

一、搬重物前，可先計劃該如何搬運？評估貨物是否太重？是否需要他人幫助？

二、保持身體平衡，身體靠近貨物，兩腳分開與肩同寬。

三、蹲下時兩腿分開，屈膝，背腰挺直，以免脊椎受傷。

四、用手掌及手指緊握貨物，手臂緊貼身體，下顎貼近胸前，挺腰確保背部平直。

五、將貨物貼近身體，縮短貨物與身體距離，用腿力將貨物提起。

六、提起貨物後，用雙腳轉彎改變方向，避免扭腰動作。

錯誤抬舉搬運方式：

1. 過度彎腰搬運　2. 扭轉身體搬運　3. 搬運過重物品　4. 過度伸展雙臂搬運

5. 向上過度伸展搬運

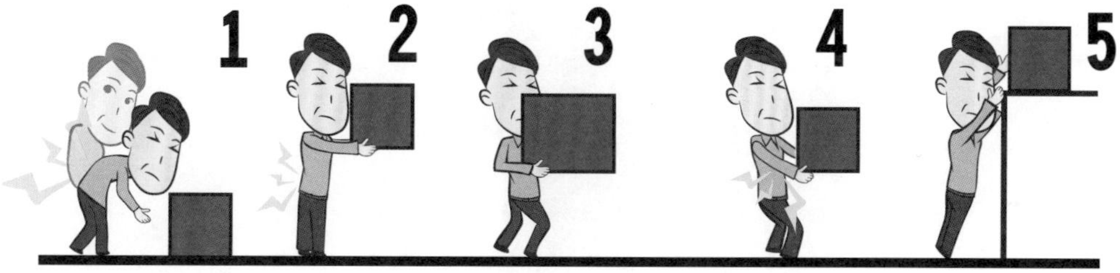

正確人力抬舉搬運方式：

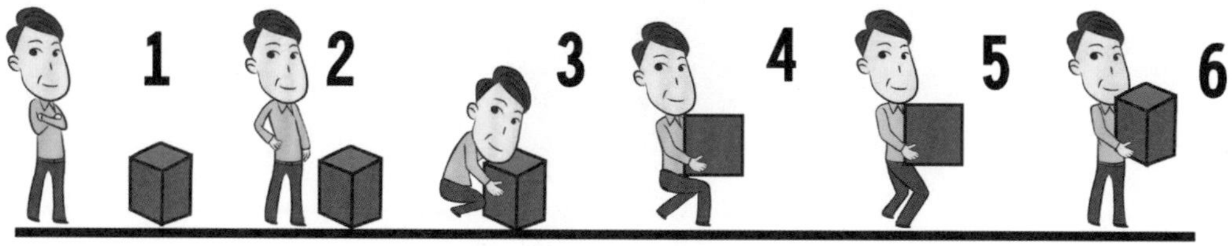

該怎麼省力購物呢？

一、購物前，可先評估所有購買項目之必要性？是否需要他人協助？可否使用網路購物的方式更為省力？

二、若必須到實體店面購物，可將所有購置物品放入購物袋，以肩背代替手提較為省力，若物品較多較重，可使用購物車。

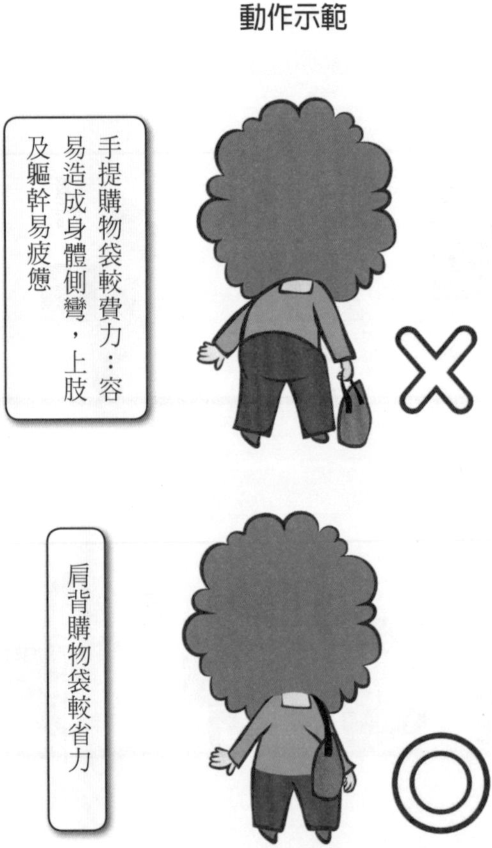
動作示範
手提購物袋較費力：容易造成身體側彎，上肢及軀幹易疲憊
肩背購物袋較省力

該怎麼省力烹飪呢？

一、準備食材時可採取坐姿，桌面高度最好為坐姿時，手肘高度再增加兩英吋，手肘可靠在桌面上，最為省力。若採站姿，桌面高度則建議為站姿時手肘高度再增加兩英吋較為省力。

二、以電鍋或微波爐等方式烹飪較為輕鬆，若需使用瓦斯爐，盡量選取較為輕巧的鍋具。

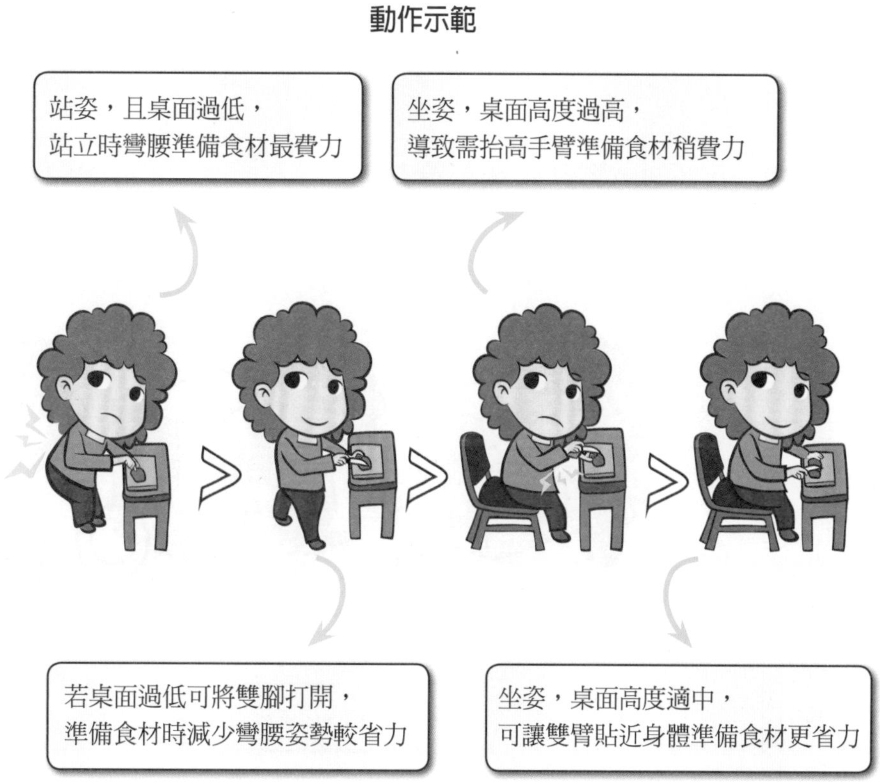
動作示範
站姿，且桌面過低，
站立時彎腰準備食材最費力
坐姿，桌面高度過高，
導致需抬高手臂準備食材稍費力
若桌面過低可將雙腳打開，
準備食材時減少彎腰姿勢較省力
坐姿，桌面高度適中，
可讓雙臂貼近身體準備食材更省力

該怎麼省力洗衣呢？

一、若家中洗衣機為滾筒式洗衣機，可坐在小板凳上，或採取半跪姿保持背部挺直的方式收取脫水後的衣物。

二、若家中晾衣服的位置較高，可考慮使用升降曬衣架。若有經濟考量，亦可使用曬衣竿協助，上臂靠近身體，手肘彎曲使用曬衣竿較為省力。

三、折衣服時採取坐姿節省體力。

動作示範

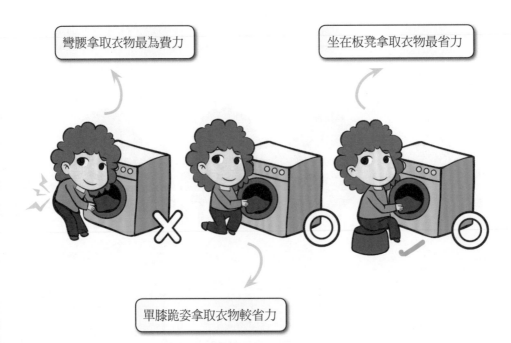

彎腰拿取衣物最為費力
單膝跪姿拿取衣物較省力
坐在板凳拿取衣物最省力

以上主要介紹單純癌因性疲憊之省力原則，若有其他相關神經性影響可能不適用，建議癌友可與職能治療師討論，找出屬於最適合自己的個別化省力原則。

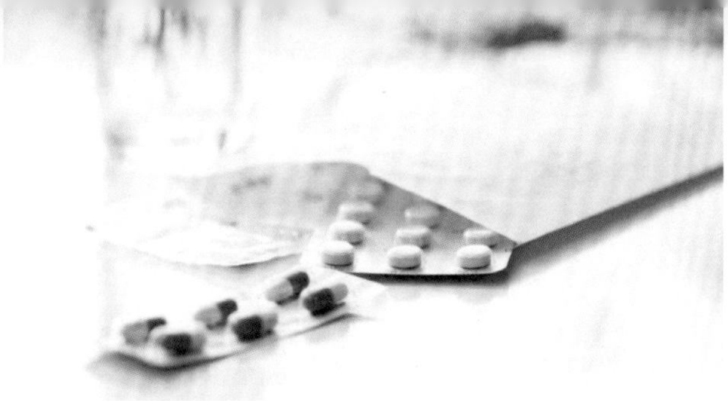

改善癌疲憊——藥物治療

文／臺北榮民總醫院內科部輸血醫學科主任　邱宗傑

「癌因性疲憊症」對癌症病人健康和生活品質的嚴重影響，不容忽視，因此在前篇文章中提到了非藥物治療的處置方法，包括改變生活習慣、調整營養照護、鼓勵正確的運動等方式，來改善和減緩病人疲憊症的程度。

但是，病人一旦在非藥物治療照護方面，仍無法達到改善或減緩病人的症狀時，可使用藥物治療方式，讓病人在疾病治療過程中，能改善疲憊症狀和維持生活品質。

目前在癌因性疲憊症的藥物治療使用方面，依病人發生的可能因素及症狀，可分為以下四類：

一、貧血治療藥物

貧血是造成癌因性疲憊症最主要原因之一，貧血可因癌症本身或治療，以及營養因素所造成，治療方面要針對發生原因處理，若無法找出特定的原因或是因化療藥物如：白金類藥物所引起，可考慮使用人工合成的紅血球生長因素（EPO）來治療。

目前，治療癌因性貧血的藥物——EPO方面，有長效或一般效益的合成紅血球生長因素（EPO），使用時，仍然需要評估本藥物對癌細胞和腫瘤的促進生長加速癌症惡化，或造成血管栓塞等副作用的問題。

我們曾經有一位五十歲的男性肺癌病人，在接受以白金類藥物為主的化療藥物，治療三個月後發生疲憊症，經血液檢驗發現，其血紅素降至每毫升僅為八公克，再經系列檢驗後，發現無鐵或維生素缺乏，經以合成紅血生長激素治療三個月後，其血紅素恢復至十點八公克，病人的體能及疲憊症狀也大幅改善，終能完成六個療程的化學藥物治療。

二、精神類藥物

一般癌病病人在面對疾病及生活改變的情緒、態度或對壓力承受的能力亦會影響，面對疾病的焦慮與沮喪，為造成疲憊的重要精神因素。

文獻報告，癌症病人約有百分之十五至二十五會有憂鬱傾向（對日常生活失去興趣、缺乏注意力、無助），因此加劇病人原有的疲憊感，且此種原因所造成的疲憊感，即使在身體狀況改善後也難以減輕，其原因即在於，病人對疾病診斷或治療所形成的心理壓力，對這類病人除了應當轉介給身心科醫師給予適當的評估和處理外，臨床上也會使用一些藥物如百憂解（Fluoxetine）等來治療病人的沮喪或憂鬱問題。

三、神經傳導藥物

一些影響神經傳導物質的運作，如：Methylphenidate 類藥物，像是利他能等，也有一些臨床醫師，會使用來治療和改善病人的癌因性疲憊症，依使用人的經驗報告的確具有臨床效果，但在正式文獻上此種治療方式並不被公開推薦。

四、植物類藥物

一些植物類藥物，如：黃耆多醣注射劑（PG-2）、靈芝（Ganoderma lucidum）和 Guarana（Paullinia cupana）等，已經有文獻報告可有

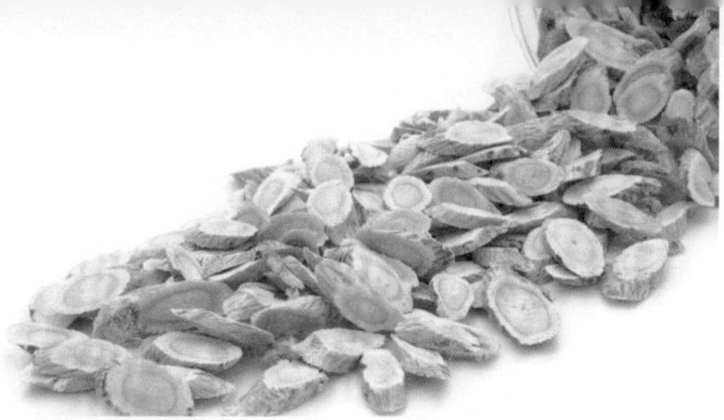

效改善癌症病人的疲憊症。

在台灣，特別是黃耆（Astragalus membranaceus）萃取植物藥物，如黃耆多醣注射劑（PG-2），已經有臨床試驗和衛生單位的認證，可使用於癌症病人的治療使用上。

此為靜脈注射劑型的黃耆（Astragalus membranaceus）萃取植物藥物，也是第一個在國內經臨床試驗證實療效，而被衛生署核准可用於晚期癌症患者，做為緩解中至重度癌因性疲憊症的治療藥物。臨床上，我們也有癌末罹患嚴重疲憊症的病人，在接受每週三次的黃耆多醣注射劑（PG-2）治療後，其生活品質和體能狀況明顯改善，讓病人在人生的後期階段，可以維持基本的生活品質和活力。

至於Guarana，則是使用原產於亞馬遜盆地的一種植物種子萃取物，配合於乳癌患者接受化學治療時，可達到改善疲憊症的藥物。靈芝則是中國大陸醫師針對乳癌病人，尤其為接受荷爾蒙治療時，所使用來減輕病人疲憊症的藥物。病人要治療前，可先和主治醫師討論，自己的疾病是否適合使用以上藥物來治療自己的疲憊症後，再做決定。

癌因性疲憊症，廣泛發生於各類癌症病人身上，發生的原因除了疾病本身因素外，還有因疾病所帶來的身心衝擊和壓力，以及疾病治療所帶來的可能副作用影響等。

對於癌因性疲憊症的處理方式，首先，應著重於評估和分析病人發生的可能潛在因素，針對可以改善的因素進行處置，以減輕病人發生疲憊症的機率和程度。一些非藥物治療方式，如：營養、運動，以及壓力、情緒、心理的諮商和支持等，皆可有效改善病人的疲憊症，若經非藥物處理方式仍無法改善或效應不佳時，則可透過一些臨床藥物的使用，來達到改善病人症狀的目的。

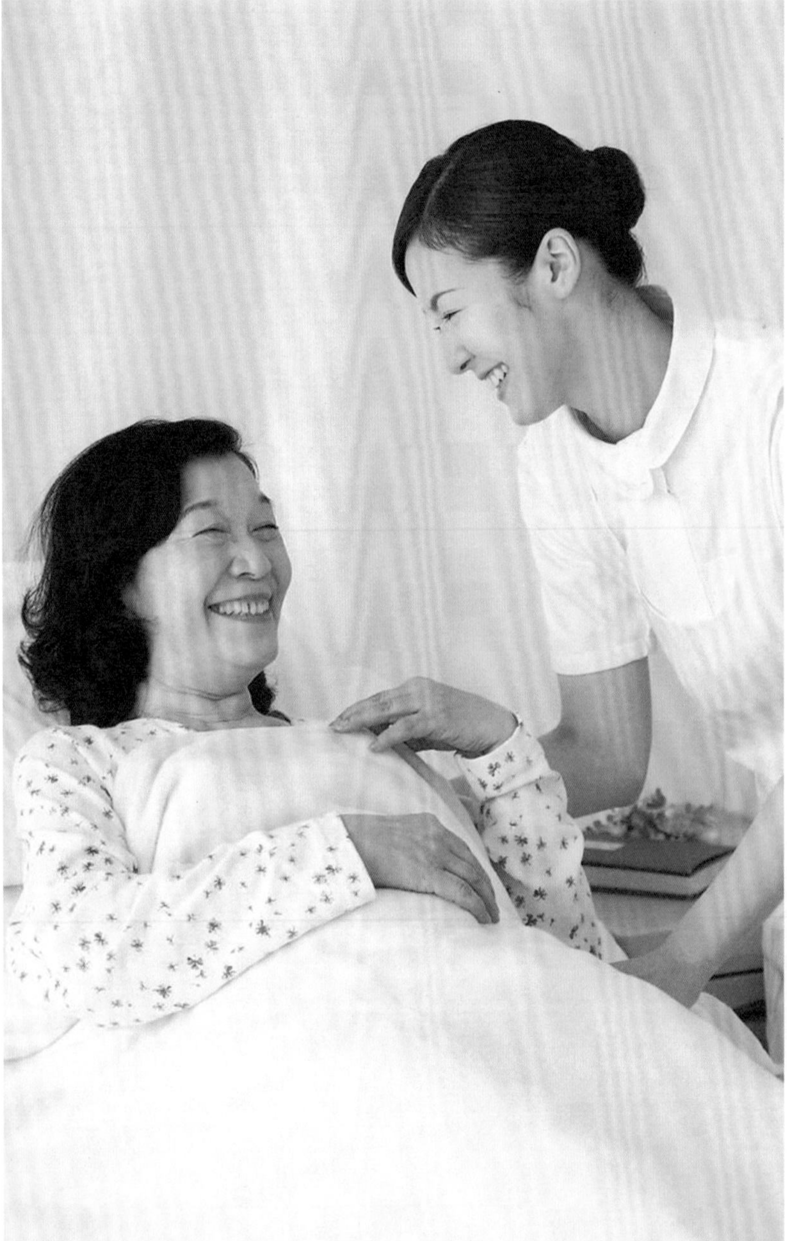

近年來在藥物治療方面，黃耆（Astragalus membranaceus）萃取類的植物藥物，如：黃耆多醣注射劑（PG-2）在癌因性疲憊症的臨床治療方面，已經臨床試驗證實，可有效改善病人中等至嚴重程度的疲憊症，且已獲得衛生單位的使用認證，對於一些無法單純藉由非藥物方式治療來改善疲憊症的病人而言，實為一大福音。

無論任何的治療方式，患者仍必須和自己的主治醫師詳細討論後，再選擇最適合自己病況的方式接受治療。

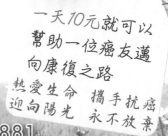

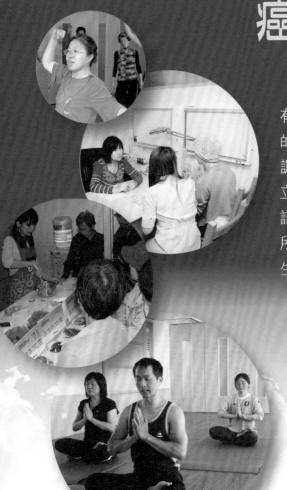

各界溫暖的祝福

簡文仁——亞洲物理治療聯盟理事長

從疑似、確診、治療、緩解、復發、轉移到癌末，每一宣判都有不同的問題要克服，不同的心境要調適，只有「愛」能一以貫之，度過一切的考驗。

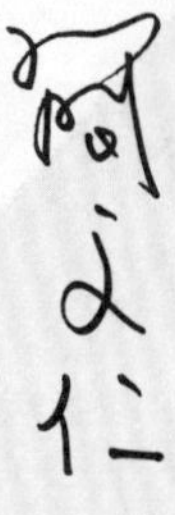

蔣曉文——臺北市立關渡醫院護理部長照科科主任

走在森林裡，樹上掛著一個個即將羽化的繭。那繭，看起來醜醜的，卻也預見著下一季滿山蝶影的美麗，轉念、就是幸福的開始！

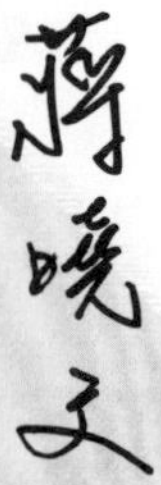

溫信學——臺北榮民總醫院資深社工師

罹癌是生命難事，你們用超乎常人的韌性意志克服困境，用正向積極態度面對人生，並展現關懷力量，令人動容。

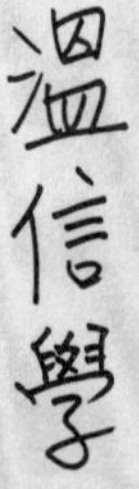

蔡惠芳——三軍總醫院安寧病房資深社工師／諮商心理師

當生病的恐懼搭著無助，橫掃生命裡的美好時，抗癌鬥士創造了扭轉的奇蹟，在險惡處前進，在幽暗中堅強，宣示主權，活出自己！

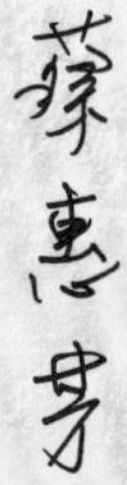

郭俊開——第二屆抗癌鬥士

風雨過後，有人欣賞到陽光從細碎的樹葉間灑落下來的美；有人看到的卻是殘枝落葉，心念不同，所結的果也不同。十位抗癌鬥士的故事，正告訴我們如何以更豁達的胸襟，接受風雨的淬煉，讓生命在滿滿的愛中飛翔起來。

郭俊開

蕭艷秋——博思智庫股份有限公司社長

偶然陷落的生命，只要不放棄，永遠找得到出口。

鬥士們越挫越勇的治療之路，展現出超凡意志力與愛的信念，是鼓舞大眾前進的正向能量，是帶動人們追尋的積極勇氣。

蕭艷秋

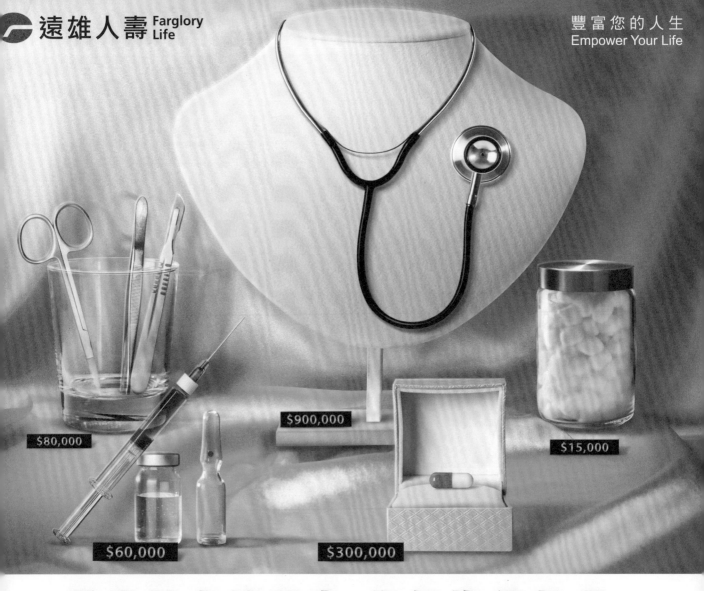

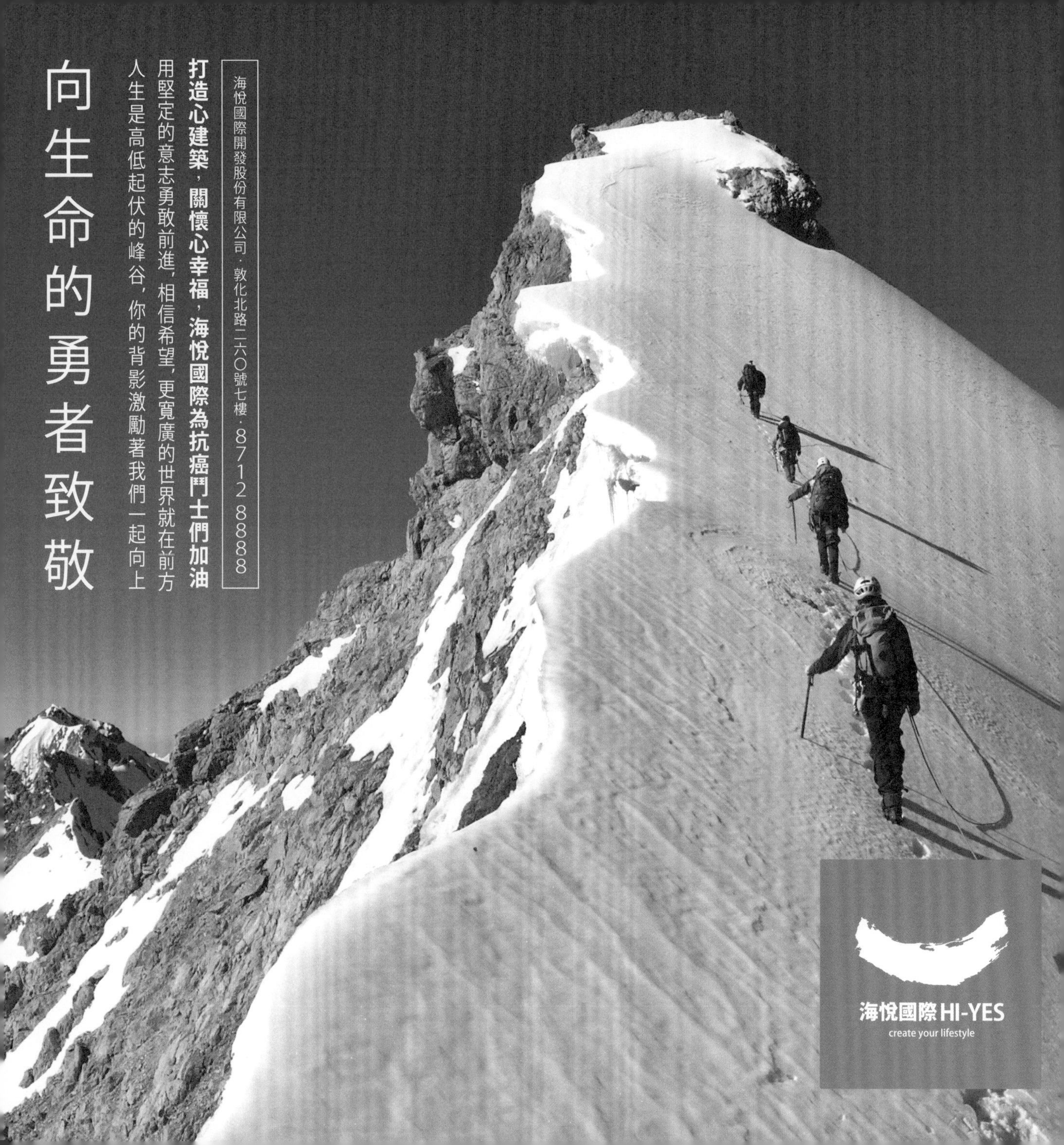
海悅國際開發股份有限公司・敦化北路二六〇號七樓・8712 8888
打造心建築，關懷心幸福，海悅國際為抗癌鬥士們加油
用堅定的意志勇敢前進，相信希望，更寬廣的世界就在前方
人生是高低起伏的峰谷，你的背影激勵著我們一起向上
向生命的勇者致敬
海悅國際 HI-YES
create your lifestyle

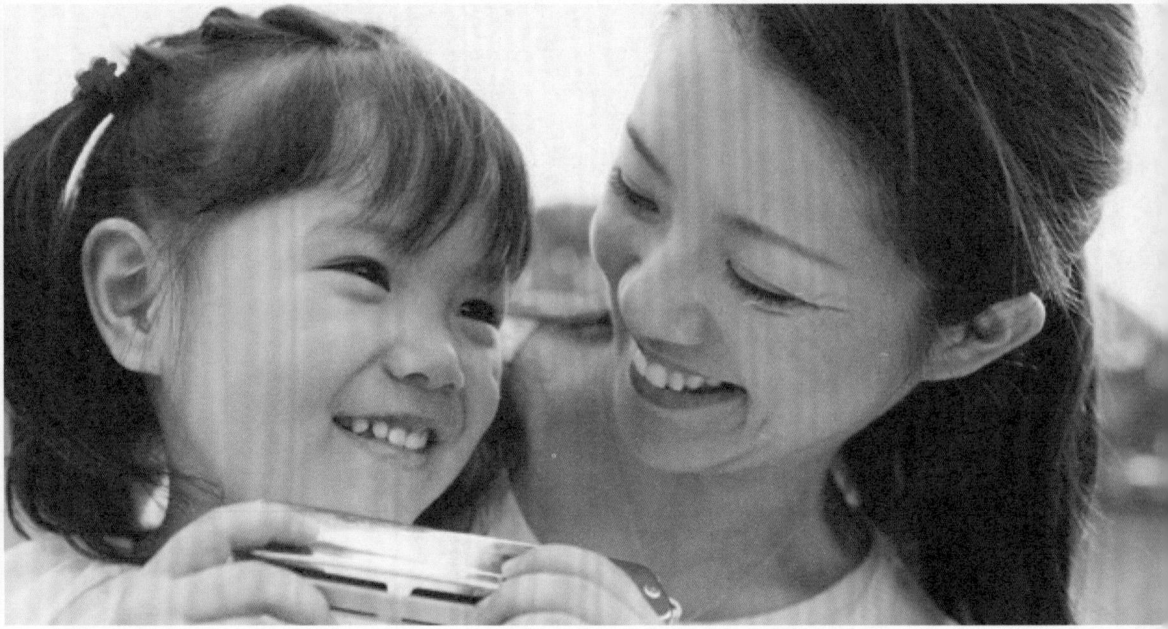

諾華製藥
許諾台灣

以專業支持醫療照護及生技發展
用愛心關懷弱勢團體及文化延續

NOVARTIS

「癌」伸服務

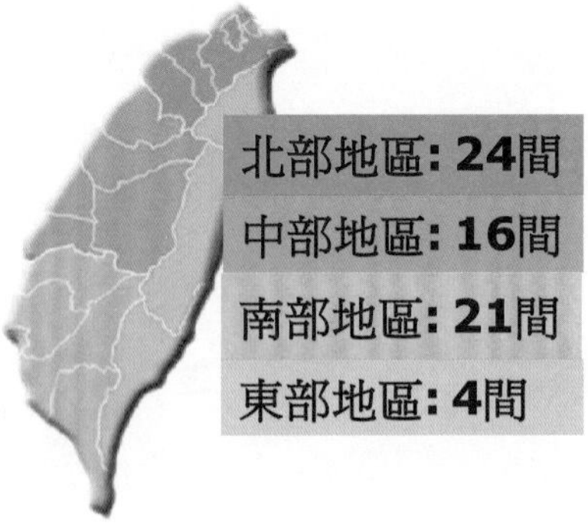
北部地區：24間
中部地區：16間
南部地區：21間
東部地區：4間

2007年 北部總會癌友關懷教育中心
2010年 南部分會癌友關懷教育中心
與全國65家醫院資源連結，
將服務與關懷觸角延伸至各地

- 2003年 國際抗癌聯盟(UICC)正式會員
- 2007年 第七屆國家公益獎
- 2008年 榮獲美國農業部頒發「國際傑出服務獎」
- 2010年 榮獲聯合國經濟及社會理事會頒發「最佳策略合作夥伴獎」
- 2010、2013年 榮獲衛生財團法人評核特優獎
- 2015年 通過ISO9001：2008 癌友關懷服務品質管理系統認證
- 2015年 亞太地區「健康無國界病友團體傑出獎」

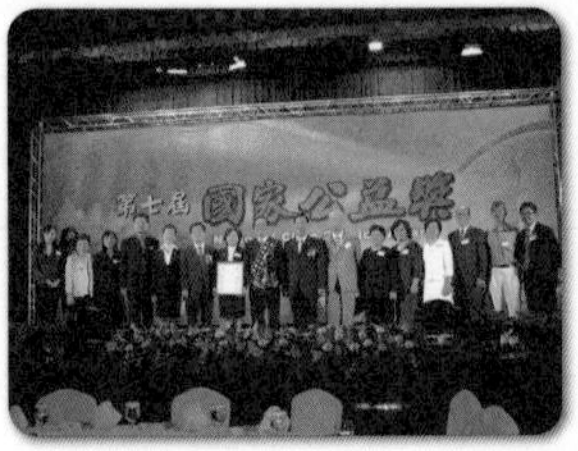

您的愛心捐款　將幫助癌友邁向康復之路

信用卡捐款單
填寫信用卡授權書 回傳(02)87879222 並來電(02)87879907分機211 確認

姓名/公司：________________

電話：公(　)________________　宅(　)________________　傳真(　)________________

地址：□□□________________________________

信用卡別：□VISA □MASTER □JCB □聯合信用卡　　信用卡有效日期：　月　年

發卡銀行：________________　授權號碼：________（無需填寫）

信用卡卡號：________________　持卡人簽名：________（需同信用卡簽名）

定期捐款：□月捐300元　□月捐500元　□月捐1000元　□月捐________元

單次捐款：________元

郵政劃撥
捐款劃撥帳號：19096916　戶　名：財團法人台灣癌症基金會

謝謝您的愛心！（將開立捐款收據，可作為抵稅之用）

熱愛生命 攜手抗癌

建構無癌的福爾摩沙

—台灣癌症基金會

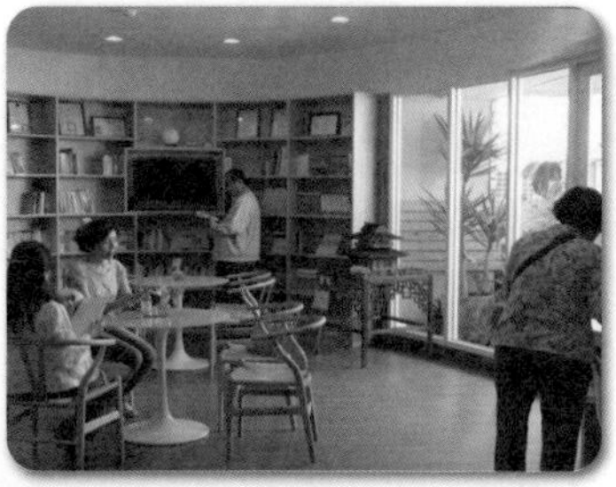

宗旨

推廣防癌觀念、降低癌症發生率與死亡率、促進國人健康品質、提升癌症治療水準、增進國際癌症防治經驗之交流、落實癌友關懷與服務、維護癌友權益。

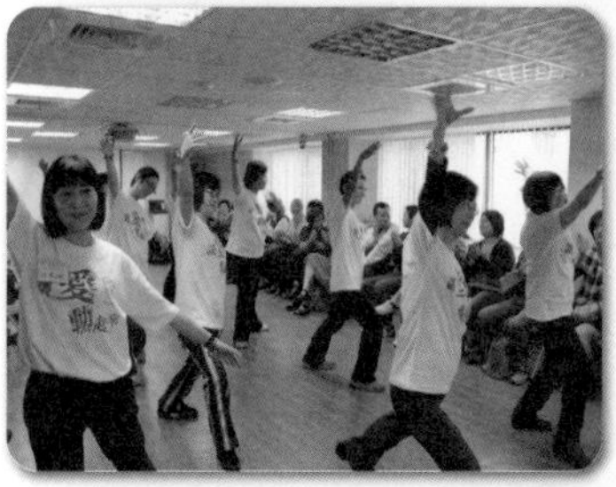

癌症防治宣導

生活防癌推廣　大眾防癌教育
主題癌症防治　癌症篩檢服務
編印文宣刊物　國際合作交流
癌症學術研究

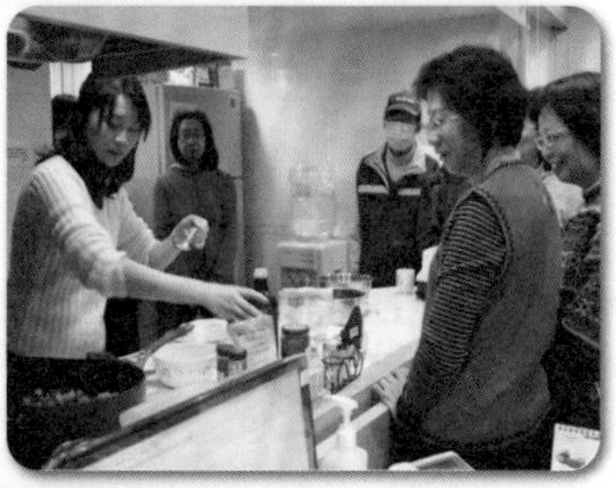

癌友關懷服務

身心靈康復課程　醫護專業諮詢
癌友營養指導　心理諮商服務
癌友支持團體　癌友探訪關懷
出版癌症刊物　圖書雜誌借閱
營養品補助　康復補助品贈送
假髮租借　癌症家庭子女獎學金
經濟弱勢家庭急難救助

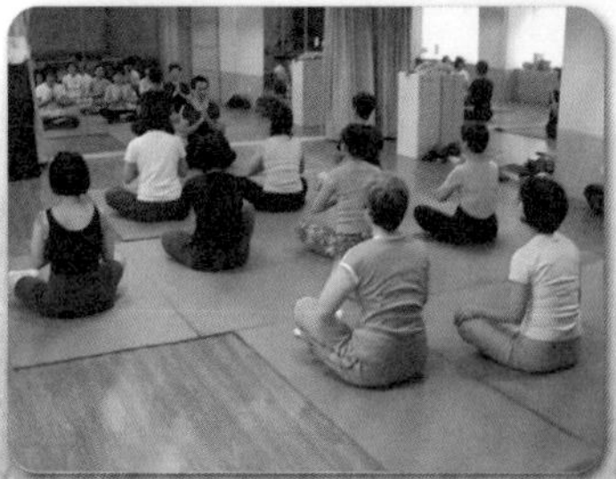

財團法人台灣癌症基金會
FORMOSA CANCER FOUNDATION

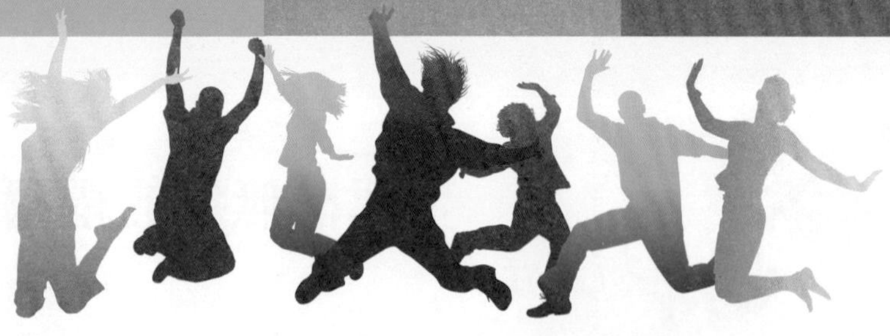

獎助學金暨學術研究

- 自 90 學年度至 97 學年度，共頒發八屆博士、碩士論文獎學金，獲獎人數 127 名。
- 於 93 年投注輔大經濟系「勇源國際貨幣實驗室」籌設經費，並持續投注實驗室運作經費。
- 自 95 年起，持續贊助國內 5 所大學大學生清寒生活補助金，目前共有 104 名學生獲得獎助。
- 自 98 學年度起，獎助成績優異之博士研究生，共有 14 名學生獲得獎助。
- 自 102 學年度起，獎助優秀之台大社科院碩士生至東京大學交換研修一年，目前共有 7 名學生獲得獎助。

社會關懷與急難救助

- 自 93 年起，持續與財團法人萬海航運社會福利慈善基金會合辦慈善音樂會。
- 自 94 年起，持續捐助澎湖縣國中小清寒兒童午餐經費。
- 自 96 年起持續贊助財團法人台灣癌症基金會『抗癌鬥士選拔』活動經費。亦長期支持兒童肝膽疾病防治基金會、育成社會福利基金會；並經常性的贊助罕見疾病基金會、唐氏症基金會、台灣乳房重建協會等。
- 自 99 年起，持續辦理「偏鄉學童暑期閱讀寫作活動」，並累計近 3 千人次學童參與。
- 自 100 年起，持續與中華民國腦性麻痺協會合辦地板滾球運動會。

社會、文化、藝術及體育推廣

- 自 93 年起，與臺灣芯福里情緒教育推廣協會合作，持續投入推展國小三到六年級學童的 EQ 教育；目前服務志工人數逾萬人，受惠學童人數已累計 25 萬名。
- 自 93 年起持續贊助由黃泰吉教練領軍的南投縣空手道隊之訓練經費。
- 自 96 年起與教育部中部辦公室、全國高級中學圖書館輔導團、博客來網路書店合作推展高中職青少年閱讀推廣計畫。
- 自 97 年起，持續邀請偏鄉學童暨弱勢團體免費觀賞國際級藝文展覽，並邀請孩童至五股準園生態農莊進行自然生態體驗；目前已累計邀請 2,300 人次觀展及 1,105 人次至準園生態莊園農體驗自然生態。
- 自 97 年起，持續贊助教育部數位學伴－偏鄉中小學遠距課業輔導計劃。
- 自 97 年起，長期贊助國內外優秀樂團，如亞洲青年管絃樂團、國家交響樂團、台灣純弦、台灣國樂團的演出。
- 自 99 年起，持續與印刻文學生活誌共同主辦「全國台灣文學營」。
- 自 101 年起，持續與聯合文學共同主辦「全國台灣文學巡禮」講座。
- 自 99 年起，持續贊助中華民國羽球協會推展羽球活動暨舉辦國際賽事，並長期支持國內優秀羽球選手在國際賽事為國爭光。

勇源基金會
CHEN-YUNG FOUNDATION

博思智庫股份有限公司
博思智庫粉絲團　Facebook.com/broadthinktank

GOAL 16

轉念，愛飛翔

10 位抗癌鬥士擁抱世界的力量

發行單位　財團法人台灣癌症基金會
總召集人　彭汪嘉康
總 編 輯　賴基銘｜蔡麗娟
專案企劃　閔芳駒｜薛維萩
專家協力　石世明｜邱宗傑｜翁巧珈｜張心怡｜康玉典｜曹昭懿｜曾晴濚｜曾資翔｜廖清彬｜鄭筱薇（依姓氏筆畫排序）
文字校對　蔡麗娟｜游懿群｜閔芳駒｜薛維萩
文章插圖　健談 havemary

編　　著　財團法人台灣癌症基金會
執行編輯　吳翔逸
專案編輯　陳浣虹｜廖陽錦
校　　對　張　瑄
美術設計　蔡雅芬
行銷策劃　李依芳

發 行 人　黃輝煌
社　　長　蕭艷秋
財務顧問　蕭聰傑
出 版 者　博思智庫股份有限公司
　　　　　財團法人台灣癌症基金會
地　　址　104 台北市中山區松江路 206 號 14 樓之 4
　　　　　105 台北市松山區南京東路五段 16 號 5 樓之 2
電　　話　(02) 25623277 ｜ (02)87879907
傳　　真　(02) 25632892 ｜ (02)87879222

國家圖書館出版品預行編目資料

轉念，愛飛翔 :10 位抗癌鬥士擁抱世界的力量 / 財團法人臺灣癌症基金會編著 .-- 第一版 .-- 臺北市 : 博思智庫，民 104.12
面 ; 公分
ISBN 978-986-92241-1-6(平裝)
1. 癌症 2. 病人 3. 通俗作品
417.8　　104023815

總 代 理　聯合發行股份有限公司
電　　話　(02)29178022
傳　　真　(02)29156275
印　　製　永光彩色印刷股份有限公司

第一版第一刷　中華民國 104 年 12 月

定價 280 元　　ISBN 978-986-92241-1-6　　